FISCHER SAUERLÄNDER

Craig und Harry wollen ein Zeichen für alle schwulen Jungs setzen. Dafür küssen sie sich. 32 Stunden, 12 Minuten und 10 Sekunden. So lange dauert es, um den Weltrekord im Langzeitküssen zu brechen. So lange dauert es, sich über die Gefühle füreinander klarzuwerden, nachdem man sich doch eigentlich gerade getrennt hat. So lange dauert es, das Leben aller schwulen Pärchen in der Umgebung für immer zu verändern …

Geschickt verwebt David Levithan all ihre Geschichten zu einer großen Geschichte über homosexuelle Jugendliche von heute. Vor allem aber beschreibt er in poetischen Worten die Liebe in all ihren Facetten.

»Dieses Buch hat einfach alles. Jedes Wort ist wunderschön, herzzerreißend und absolut perfekt.« *The Guardian*

»David Levithan gelingt es, seine Protagonisten für die Erfahrung vieler stehen zu lassen.« *Judith Scholter, DIE ZEIT*

»Ein Wahnsinnsbuch!« *Gesa Wengen, WDR*

David Levithan, geboren 1972, ist Verleger eines der größten Kinder- und Jugendbuchverlage in den USA und Autor vieler erfolgreicher Jugendbücher, unter anderem *Will & Will* (gemeinsam mit John Green) und *Dash & Lily* (mit Rachel Cohn). Sein Roman *Letztendlich sind wir dem Universum egal* erhielt den Deutschen Jugendliteraturpreis 2015 in der Kategorie Jugendjury. Er lebt in Hoboken, New Jersey, USA.

Martina Tichy übersetzt seit vielen Jahren Belletristik, Kinder- und Jugendbücher sowie Texte zu Kunst und Fotografie aus dem Englischen, von Autor*innen wie Amitav Ghosh, F. Scott Fitzgerald, Paul Murray, Philip Pullman, Margaret Atwood und David Levithan.

DAVID LEVITHAN

Two Boys Kissing

Jede Sekunde zählt

Aus dem amerikanischen Englisch
von Martina Tichy

FISCHER SAUERLÄNDER

MIX
Papier | Fördert gute Waldnutzung
FSC® C083411
FSC
www.fsc.org

Erschienen bei Fischer Sauerländer
Frankfurt am Main, 2024

Die amerikanische Originalausgabe erschien 2013 unter
dem Titel *Two Boys Kissing* bei Knopf for Young Readers,
einem Imprint von Random House Children's Books,
a division of Random House, Inc., New York

Das Gedicht *Wir zwei Burschen hängen aneinander* wurde
übersetzt von Jürgen Brôcan, entnommen aus:
Walt Whitman, *Grasblätter*, Carl Hanser Verlag, München 2009
Umschlagillustration: © Virginia Moura
Umschlaggestaltung: Dahlhaus & Blommel Media Design nach dem
Originalumschlag von © HarperCollinsPublishers Ltd 2023
Satz: Dörlemann Satz, Lemförde
Druck und Bindung: CPI books GmbH, Leck
ISBN 978-3-7335-0885-2

*Aus sehr unterschiedlichen Gründen
gäbe es diesen Roman nicht ohne*

*Robert Levithan,
Matty Daley
und
Michael Cart.*

Er ist den dreien gewidmet.

IHR KÖNNT NICHT WISSEN, wie es jetzt für uns ist – da werdet ihr immer einen Schritt hinterher sein.

Seid dankbar dafür.

Ihr könnt nicht wissen, wie es damals für uns war – da werdet ihr immer einen Schritt voraus sein.

Seid dankbar, auch dafür.

Glaubt uns: Vergangenheit und Zukunft lassen sich so gut wie perfekt ausbalancieren. Wir werden zur fernen Vergangenheit, ihr zu einer Zukunft, die sich nur wenige von uns hätten vorstellen können.

Wer will schon über so was nachdenken, wenn man mit Träumen, Lieben oder Vögeln beschäftigt ist. Wo ist da der Zusammenhang. Wir sind eine Geisterlast, die ihr mit euch herumtragt, wie die eurer Großeltern oder der Freunde aus Kindertagen, die irgendwann weggezogen sind. Wir versuchen euch die Last so leicht wie möglich zu machen. Und müssen bei eurem Anblick doch immer an uns selbst denken. Einst waren wir es, die träumten und liebten und vögelten. Einst waren wir es, die lebten – und dann gestorben sind. Wir haben uns um eine Fadenbreite in eure Geschichte eingenäht.

Wir waren einmal wie ihr, aber unsere Welt war nicht wie die eure.

Ihr habt keine Ahnung, wie nah ihr dem Tod gekommen seid. Ein, zwei Generationen früher wärt ihr vielleicht hier bei uns.

Wir sind sauer auf euch. Ihr verblüfft uns.

Es ist sieben Minuten nach acht an einem Freitagabend, und Neil Kim denkt gerade an uns. Er ist fünfzehn und auf dem Weg zu seinem Freund Peter. Sie sind seit einem Jahr zusammen, und Neil überlegt, wie lange ihm das schon vorkommt. Von Anfang an haben ihm alle gesagt, es würde nicht von Dauer sein. Aber auch wenn es nicht für die Ewigkeit sein sollte, hält es vom Gefühl her schon so lange, dass es etwas zu bedeuten hat. Für Peters Eltern ist Neil wie ein zweiter Sohn, und seine eigenen Eltern sind zwar immer noch abwechselnd durcheinander und bekümmert, aber sie halten ihm weiter alle Türen offen.

Neil hat zwei DVDs, zwei Flaschen Diet Dr Pepper, Plätzchenteig und einen Gedichtband in seinem Rucksack. Mehr als das – und Peter – braucht er nicht, um sich rundum glücklich zu fühlen. Doch Glück, das haben wir gelernt, ist eigentlich ein Teil einer unsichtbaren

Gleichung. Zwei Querstraßen von Peters Elternhaus entfernt ahnt Neil das und empfindet plötzlich tiefe, namenlose Dankbarkeit. Ihm wird klar, dass sein Platz in der Menschheitsgeschichte einiges zu seinem Glückszustand beiträgt, und er denkt flüchtig an uns, an diejenigen, die vorher da waren. Wir sind keine Namen oder Gesichter für ihn; wir sind eine Abstraktion, eine Macht. Seine Dankbarkeit hat Seltenheitswert – ein durchschnittlicher Fünfzehnjähriger wäre wohl eher dankbar für die Diet Dr Pepper als dafür, dass er gesund und munter ist und seinen Freund besuchen gehen kann, in der festen Überzeugung, genau das Richtige zu tun.

Neil hat keine Ahnung, wie schön er ist, als er da durch den Vorgarten geht und auf die Türklingel drückt. Er hat keine Ahnung, wie schön das Gewöhnliche wird, wenn es verschwunden ist.

Wenn ihr jetzt im Teenageralter seid, werdet ihr wohl kaum etwas von uns wissen. Wir sind eure Schattenonkel, eure Engelpaten, der beste Freund eurer Mutter oder Großmutter aus Collegezeiten, der Autor des Buchs, das ihr in der Schwulen- und Lesbenabteilung der Bücherei gefunden habt. Wir sind Figuren aus einem Stück von Tony Kushner oder Namen auf einer Quiltdecke, die nur noch selten aus dem Schrank genommen wird. Wir sind die Geister dessen, was von der älteren Generation noch übrig ist. Ihr kennt ein paar von unseren Songs.

Wir wollen euch nicht zu schwer im Nacken sitzen. Was wir hinterlassen, soll euch nicht bedrücken. So würdet ihr nicht leben wollen, und so soll man sich auch an euch nicht erinnern. Es wäre ein Fehler, unser Sterben als unsere große Gemeinsamkeit anzusehen. Das Leben bis dahin war wichtiger.

Wir haben euch Tanzen gelehrt.

Doch, es stimmt. Seht euch Tariq Johnson auf der Tanzfläche an. Im Ernst jetzt – seht ihn euch an. Einen Meter siebenundachtzigeinhalb groß und einundachtzig Kilo schwer, was sich mit den richtigen Klamotten und dem richtigen Song in eine Masse unbändiger Freude verwandeln lässt. (Die richtige Frisur schadet auch nicht.) Er bewegt sich, als bestünde er aus Feuerwerkskörpern, die einer nach dem anderen im Takt der Musik zünden. Tanzt er für sich oder mit allen anderen im Raum? Lasst euch etwas verraten: Es spielt keine Rolle. Er ist zwei Stunden bis hierher in die Stadt gefahren, und wenn das Ganze vorbei ist, wird er mehr als zwei Stunden brauchen, um wieder nach Hause zu kommen. Aber das ist es wert. Freiheit heißt nicht nur, wählen gehen und heiraten und sich auf der Straße küssen zu dürfen, auch wenn das alles durchaus wichtig ist. Freiheit lässt sich auch daran messen, was man sich selbst zugesteht. Wir beobachten Tariq, wenn er in der Spanischstunde Phantasielandkarten in sein Heft zeichnet. Wir beobachten ihn, wenn er in der Cafeteria sitzt und verstohlen älteren Jungs nachschaut. Wir beobachten ihn, wenn er Klamotten auf sein Bett drapiert und sich ausmalt, wer er heute Abend sein wird. Wir haben jahrelang nichts anderes getan. Und genau darauf haben wir uns gefreut, auf eben das, worauf Tariq sich freut. Auf diese Befreiung.

Die Musik ist gar nicht so anders als zu der Zeit, da wir auf die Tanzfläche stürmten. Das hat etwas zu bedeuten. Wir haben etwas Universelles gefunden. Wir haben jenes Verlangen unter Verschluss gehalten und dann in den Äther entlassen. Der Sound kriegt euch zu fassen, ihr kommt in Bewegung.

Wir stecken in den Teilchen, die euch in Gang setzen. Wir stecken in dieser Musik.

Tanz für uns, Tariq.

Spür uns in deiner Freiheit.

Es war schon eine ganz besondere Ironie: Genau an dem Punkt, als wir uns nicht mehr umbringen wollten, ging es für uns mit dem Sterben los. Genau in dem Moment, als wir begannen, uns stark zu fühlen, wurde uns die Stärke genommen.

Das soll euch nicht passieren.

Die Erwachsenen können lange reden von wegen, in der Jugend fühle man sich unbesiegbar. Klar, manche von uns waren so drauf. Aber es gab auch die düstere innere Stimme, die uns sagte, wir seien zum Untergang verdammt. Und das waren wir dann auch. Und wiederum auch nicht.

Ihr sollt euch niemals zum Untergang verdammt fühlen.

Es ist siebzehn Minuten vor neun an demselben Freitagabend, und Cooper Riggs ist nirgendwo. Er ist in seinem Zimmer, allein, und es fühlt sich an wie nirgendwo. Er könnte woanders sein, umgeben von Menschen, und es käme ihm trotzdem vor wie nirgendwo. In seinen Augen ist die Welt flach und öde. Alle Empfindungen sind aus ihr herausgeströmt, und stattdessen rast ihre Energie durch seine hektischen Hirnwindungen und gibt wütende, frustrierte Laute von sich. Er sitzt auf seinem Bett und ringt mit sich, was er tun soll, und letztlich fällt ihm nur ein, ins Internet zu gehen, denn dort ist das Leben ebenso flach wie in Wirklichkeit, nur ohne die Erwartungen des realen Lebens. Er ist erst siebzehn, aber online kann er zweiundzwanzig, fünfzehn oder siebenundzwanzig sein. Wie immer sein Gegenüber ihn haben will. Er hat gefakte Profile und Fotos, gefakte Statusmeldungen und Lebensgeschichten. Die Chats sind größtenteils ebenfalls gefakt, jede Menge Flirterei, über die es nie hinausgehen wird, kleine Funken, die nie ein Feuer entfachen werden. Er gibt es nicht zu, aber eigentlich möchte er von etwas Echtem überrascht werden. Er öffnet sieben Websites gleichzeitig, lenkt sich ab, trickst sich raus aus dem Nirgendwo, auch wenn es sich immer noch danach anfühlt. Er verliert sich so sehr in der Suche, dass nichts anderes mehr wichtig scheint und die Zeit wertlos wird, nur dazu da, um sie mit wertlosen Dingen herumzubringen.

Wir wissen, dass manche von euch immer noch Angst haben. Wir wissen, dass manche von euch immer noch den Mund halten. Nur weil es jetzt besser ist, heißt das noch lange nicht, dass es immer gut ist.

Träumen und lieben und vögeln. Nichts davon definiert uns. Vielleicht in den Augen anderer, aber nicht für uns. Wir sind so viel komplizierter als das.

Wir würden euch gern einen Schöpfungsmythos liefern, einen genauen Grund, warum ihr so seid, wie ihr seid, warum ihr wisst, dass es um euch geht, wenn ihr diesen Satz lest. Aber wir wissen nicht, wie es angefangen hat. Wir haben ja kaum unsere eigene Zeit verstanden. Wir sammeln alles, was wir gelernt haben, und das reicht bei weitem nicht, um ein Leben zu füllen.

Du wirst den Geschmack von Froot Loops vermissen.

Und die Verkehrsgeräusche.

Seinen Rücken an deinem.

Und sogar, wie er dir immer die Decke geklaut hat.

Lass all das nicht außer Acht.

Wir hatten kein Internet, aber wir hatten ein Netzwerk. Wir hatten keine Websites, aber es gab Orte, an denen wir unsere Netze webten. Meist in den großen Städten. Selbst halbe Kinder wie Cooper oder Tariq konnten sie aufspüren. Landungsbrücken und Coffee Shops. Stellen im Park und Buchhandlungen, wo Wilde, Whitman und Baldwin als Bastardkönige regierten. Das waren die sicheren Häfen, auch wenn wir lieber nicht zu offen waren, aus Furcht, uns offenen Angriffen auszusetzen. Es war Trotz in unserem Glück, Trotz und Furcht. Manchmal blieb alles anonym, manchmal war man von Freunden und deren Freunden umgeben. So oder so war man verbunden. Durch die Sehnsüchte. Durch den Trotz. Durch die schlichte, komplizierte Tatsache, wer man war.

Außerhalb der großen Städte waren die Verbindungen schwerer zu erkennen, das Netz dünner, die Orte schwerer zu finden. Aber wir waren da. Selbst wenn wir glaubten, wir seien die Einzigen, wir waren da.

Kaum etwas kann uns so glücklich machen wie ein Schwulenball.

Eben jetzt, an diesem Freitagabend um drei Minuten nach neun, sind wir in einem Ort mit dem kuriosen Namen Kindling – entweder wünschten die Pioniere, die diese Siedlung »Feuerholz« nannten, sich glühend den Tod herbei, oder es war einfach ein Tribut an das brennende Reisig, das die Siedler am Leben hielt. Irgendwann im Lauf der Zeit hat jemand offenbar die Lektion des dritten Schweinchens gelernt, denn das Gemeindezentrum ist ein reiner Ziegelbau – ein öder, stiller Klotz in einem öden, stillen Ort, von der Architektur her so ansprechend wie das Wort *kommunal*. Unwahrscheinlich, dass sich hier ein Junge mit blauen und ein Junge mit pinken Haaren über den Weg laufen.

In Kindling gibt es nicht genügend schwule Kids für einen eigenen Ball. Deshalb kommen heute Abend die Autos von nah und fern. Manche sind mit Pärchen bestückt, sie lachen oder streiten oder sitzen stumm in sich versunken da. Manche Jungs kommen alleine – sie haben sich aus dem Haus geschlichen, wollen im Gemeindezentrum Freunde treffen oder haben die Ankündigung online entdeckt und in letzter Minute beschlossen hinzugehen. Jungs in Smokings, Jungs mit Blumenschmuck, Jungs in zerrissenen Kapuzenpullis, Jungs mit Krawatten so schmal wie ihre Jeans, Jungs in ironisch gemeinten Taftkleidern, Jungs in nicht ironisch gemeinten Taftkleidern, Jungs in T-Shirts mit V-Ausschnitt, Jungs, die sich in ihren Abendschuhen unwohl fühlen. Und Mädels … Mädels auch in all diesen Klamotten, unterwegs zu demselben Ort.

Zu unseren Bällen gingen wir mit Mädchen. Manche von uns hatten Spaß; andere fragten sich Jahre später, wie wir so blind dafür sein konnten, wer und was wir wirklich waren. Ein paar von uns schafften es, miteinander hinzugehen und uns von unseren besten Freundinnen decken zu lassen, so dass es wie ein Date aussah. Wir waren bei diesem Ritual willkommen, aber nur, wenn wir uns an die Regeln hielten. Eher hätte Neil Armstrong uns zu einem Ball auf dem Mond geladen, als dass wir zu einem Ball wie dem heute Abend in Kindling hätten gehen können.

Als wir auf der High School waren, bestand das Haarspektrum aus dem langweiligen Sortiment schwarz/braun/rot/blond/grau/weiß. Doch heute Abend in Kindling kommt Ryan ins Gemeindezentrum und hat die Haare blau gefärbt. Zehn Minuten später kommt Avery, die Haare knallpink wie ein Mary-Kay-Cadillac. Ryans Kopfstacheln erinnern an einen felsigen Meeresboden, Avery fallen die Strähnen sacht bis über die Augen. Ryan ist aus Kindling, Avery aus Marigold, vierzig Meilen weiter. Man sieht sofort, dass sie sich hier und jetzt zum ersten Mal begegnen werden.

Über die Sache mit den Haaren sind wir uns nicht so ganz einig. Manche von uns finden es lächerlich, blaues oder pinkes Haar zu haben. Andere fänden es schön, zurückzugehen und unser Haar so aussehen zu lassen wie die Götterspeise, die unsere Mütter uns nachmittags immer vorsetzten.

Wir sind uns selten über irgendetwas einig. Manche von uns konnten lieben. Manche nicht. Manche von uns wurden geliebt. Manche nicht. Manche von uns kapierten nie, was die ganze Aufregung eigentlich sollte. Andere wollten sie so sehr, dass sie daran starben. Manche von uns schwören, dass wir an gebrochenem Herzen gestorben sind und nicht an AIDS.

Ryan kommt zu dem Ball, und zehn Minuten später kommt Avery herein. Wir wissen, was passieren wird. Solche Szenen haben wir schon so oft mit angesehen. Wir wissen nur nicht, ob es hinhaut und ob es von Dauer ist.

Wir denken an die Jungs, die wir geküsst, gevögelt und geliebt haben, an die Jungs, die unsere Liebe nicht erwidert haben, an die, die am Ende und darüber hinaus bei uns waren. Die Liebe tut so weh, wie kann man sie jemandem wünschen? Die Liebe ist so grundlegend, wie kann man ihr im Wege stehen?

Ryan und Avery sehen uns nicht. Sie kennen uns nicht, brauchen uns nicht, spüren uns nicht bei sich in dem Raum. Selbst einander sehen sie erst, als der Ball schon ungefähr zwanzig Minuten im Gang ist. Ryan sieht Avery über den Kopf eines Dreizehnjährigen mit (im Ernst, so schwul) Hosenträgern in Regenbogenfarben. Erst sticht ihm Averys Haar ins Auge, dann Avery selbst. Und Avery sieht genau in dem Moment hoch und entdeckt den blauhaarigen Jungen, der zu ihm hinschaut.

Manche von uns klatschen Beifall. Andere gucken weg, weil es zu sehr schmerzt.

Wir haben unseren eigenen Beitrag zum Bereich des Magischen immer unterschätzt. Wir dachten, Magie würde auch ohne uns existieren. Aber das stimmt nicht. Sie rührt nicht daher, dass irgendeine fremde Macht sie für uns heraufbeschwört. Wir erschaffen sie selbst und erleben sie dann. Über den Moment, an dem sie zum ersten Mal miteinander gesprochen, zum ersten Mal miteinander getanzt haben, werden Ryan und Avery sagen, er sei magisch gewesen. Doch sie waren es – nichts und niemand sonst –, die ihm Magie verliehen haben. Das wissen wir. Wir waren da. Ryan hat sich dafür geöffnet. Avery hat sich dafür geöffnet. Und mehr als diese Offenheit brauchen sie nicht. *Darin* liegt die Magie.

Aufgepasst. Der blauhaarige Junge macht den Anfang. Lächelnd nimmt er die Hand des pinkhaarigen Jungen. Er spürt, was wir wissen: Das Übernatürliche ist völlig natürlich, und Staunen kann sich aus den banalsten Dingen ergeben, einem Herzschlag oder einem Blick. Der pinkhaarige Junge hat Angst, so fürchterliche Angst – nur was man sich am meisten wünscht, kann einem solche Angst machen. Hört ihren Herzschlag. Hört genau hin.

Und jetzt tretet zurück. Seht euch die anderen Kids auf der Tanzfläche an. Die unbekümmerten Außenseiter, die zerrissenen Rebellen, die Furchtsamen und die Tapferen. Tanzend oder nicht tanzend. Redend oder schweigend. Aber alle in demselben Raum, alle an demselben Ort, kommen sie hier zu etwas zusammen, was früher nicht erlaubt war.

Tretet noch weiter zurück. Wir stehen in den Kulissen.

Sagt Hi, wenn ihr uns seht.

Schweigen ist gleich Tod, haben wir immer gesagt. Und darunter verbarg sich die Vermutung – die Furcht –, dass Tod gleich Schweigen war.

Manchmal bekommt ihr eine Ahnung von diesem Schrecken. Wenn jemand, der euch nahesteht, krank wird. Oder in den Krieg geschickt. Wenn jemand, der euch nahesteht, sich das Leben nimmt.

Jeden Tag ein neues Begräbnis. Wie viel Raum nahm das in unserem Leben ein. Stell dir vor, in deiner Schule würde jeden Tag ein Schüler sterben. Manche sind Freunde von dir, andere einfach Klassenkameraden. Du gehst weiter hin, weil du weißt, dass dir nichts anderes übrigbleibt. Du wirst zum Erinnerungsträger, und zum Kummerträger, bis schließlich du es bist, der gegangen ist und betrauert wird.

Du hast keine Ahnung, wie schnell die Dinge sich ändern können. Wie schnell die Jahre vergehen und Leben enden können.

Ignoranz ist kein Segen. Segen heißt, voll und ganz zu wissen, was dir geschenkt worden ist.

Es ist viertel vor elf. Craig Cole und Harry Ramirez planen ihren großen Kuss. Monatelange Vorbereitungen haben zu diesem Kuss geführt, und hier sind sie nun, am Abend davor. Für die meisten Küsse braucht es nur zwei Leute, aber für den hier braucht es letztlich mindestens ein Dutzend. Keiner der anderen ist momentan mit im Raum. Craig und Harry sind allein.

»Machen wir das jetzt echt?«, fragt Craig.

»Na klar«, gibt Harry zurück.

Sie wissen, dass sie ihren Schlaf brauchen. Morgen ist ein großer Tag. Es gibt kein Zurück mehr, und keine Garantie, dass sie es schaffen.

Sie sollten schlafen gehen, aber gute Gesellschaft ist der Feind des Schlafs. Wir erinnern uns so haargenau an dieses Gefühl – den Wunsch, Stunde um Stunde mit jemandem zu vertrödeln, zu reden, sich zu umarmen oder einfach bloß einen Film anzuschauen. In diesen Momenten erscheint die Anzeige der Uhr völlig willkürlich, weil das Zeitgefühl anderen, eigenen Maßstäben folgt.

Sie sind bei Harry zu Hause. Seine Eltern sind ausgegangen, der Hund schläft schon. Sie haben das Haus und vom Gefühl her die ganze Welt für sich. Warum sollte man davor die Augen verschließen?

Sie sind bei Harry, weil Craigs Eltern nichts von dem Kuss wissen dürfen. Früher oder später werden sie es erfahren. Aber nicht jetzt. Nicht bevor es soweit ist.

Irgendwann wird Craig zusammengerollt auf der Couch liegenbleiben. Harry wird ihn zudecken und dann auf Zehenspitzen zurück in sein Zimmer schleichen. Sie werden nicht am selben Ort sein, aber sehr, sehr ähnliche Träume haben.

Wir vermissen das Gefühl, zugedeckt zu werden, oder umgekehrt der gute Engel zu sein, der dem anderen die Decke bis über die Schultern zieht und ihm eine gute Nacht wünscht. Das sind die Betten, an die wir uns erinnern möchten.

Wir sind gespannt auf den Kuss morgen. Wir haben keine Ahnung, wie sie es anstellen wollen, aber wir hoffen das Beste.

Avery mit den pinken Haaren wurde als Junge geboren, in dem die übrige Welt ein Mädchen sah. Wir können verstehen, wie das ist – für jemanden gehalten zu werden, der man nicht ist. Aber wir konnten uns leichter verstecken. Die biologische Kette, die Avery sprengen muss, ist stärker gefügt. Schon als er noch ganz klein war, wurde seinen Eltern klar, was nicht stimmte. Seine Mutter meinte, sie hätte es womöglich von Anfang an gewusst und ihn deshalb Avery genannt – nach ihrem Vater, dessen Namen das Kind auf jeden Fall haben sollte, egal ob Junge oder Mädchen. Mit der Hilfe und dem Segen seiner Eltern – wenn auch nicht immer mit ihrem vollen Verständnis – richtete Avery sein Leben neu aus, wurde viele Meilen durch die Gegend gekarrt, nicht zum Tanzen oder zum Trinken, sondern um die Hormone zu bekommen, die seinem Körper die richtige Richtung weisen sollten. Und es hat funktioniert. Das sehen wir, wenn wir Avery jetzt vor uns haben, und sind dankbar für das Wunderwerk. Zu unserer Zeit hätte sein Körper ihn eisern in der Falle gehalten, gefangen in einer starrsinnigen Welt.

Beim Tanzen fragt sich Avery, ob Ryan wohl etwas davon merkt und sich vielleicht daran stört. Der blauhaarige Junge sieht ihn – soviel steht fest. Aber sieht er alles oder nur das, was er sehen will? Das ist immer eine der großen Fragen in der Liebe.

Ryan macht sich mehr Gedanken um die Zeit und was er damit anfangen soll. Er kann es nicht fassen, dass er hier, in den Tiefen des Gemeindezentrums von Kindling, jemanden gefunden hat. Da, wo er schwimmen gelernt hat. Wo er mit neun in der Freizeitliga Basketball gespielt hat. Wo er beim Kuchenverkauf und bei Blutspendeaktionen geholfen hat und wo er wählen gehen wird, wenn er alt genug dafür ist. Ja, es war auch hier, wo er sich zu seiner ersten Zigarette hinausgeschlichen hat und ein paar Jahre später zu seinem ersten Joint, aber nie hätte er sich vorgestellt, ausgerechnet an diesem Ort einen pinkhaarigen Jungen zu treffen und mit ihm zu tanzen. Er spürt, dass seine Freunde ihn vom Rand aus beobachten und darüber tuscheln, wie es wohl weitergehen wird. Das wüsste er selbst gern, und zwar noch viel dringender. Die Zeit läuft aus, aber wo läuft sie hin? Soll er aufhören zu tanzen und noch ein paar Takte mit diesem Jungen reden, bevor der DJ das letzte Stück auflegt und die Lichter wieder angehen? Oder sollten sie einfach so bleiben, von der Musik zueinander geführt, eingehüllt in einen Song?

Red mit ihm, würden wir gern sagen. Denn ja, die Zeit lässt sich durch Schweigen vertäuen, aber sie braucht Worte als Anker.

Wir wissen, wie es am besten für sie laufen müsste, und der DJ enttäuscht uns nicht. Wie alle DJs spielt er im Lauf des Abends einen Song, der ihm viel bedeutet und allen übrigen Anwesenden nichts. Im Nu leert sich die Tanzfläche, der Gesprächspegel steigt von Gesumm zu Geschrei, und vor der Herrentoilette bildet sich eine Schlange.

Avery und Ryan stehen stumm da. Keiner von beiden will gehen, wenn der andere noch bleiben will.

Schließlich sagt Avery: »Wie soll man dazu tanzen?«, und Ryan sagt: »Willst du einen Schluck Wasser?«

Ein Ausweg ist gefunden.

Der DJ öffnet die Augen und sieht, was er angerichtet hat. Eigentlich müsste er schleunigst einen anderen Song auflegen. Aber es ist so was wie eine Fernwidmung für den Jungen in Texas, den er liebt. Im nächsten Moment wählt er seine Nummer und hält das Handy hoch.

Nicht alle Songs müssen tanzbar sein. Es kommt immer wieder einer, der die Tänzer zurücklockt.

Das passiert, wenn du schwer krank wirst: Tanzen ist nicht länger real, sondern eine Metapher. Und meistens eine unschöne. *Ich tanze, so schnell ich kann.* Als wäre die Krankheit der Fiedler, der immer schneller spielt, und ein Fehltritt bedeutet den Tod. Du mühst dich und mühst dich, bis der Fiedler dich schließlich fertigmacht.

Das ist nicht die Art Tanz, an die du dich erinnern möchtest. Du möchtest dich an eine langsame Nummer erinnern, wie die bei Averys und Ryans letztem Tanz. Du möchtest dich so ans Tanzen erinnern wie Tariq, auf dem Nachhauseweg von seinem Abend im Club. Es ist erst elf – in der Partyzeitrechnung also noch nicht mal mittags –, aber er hat Craig und Harry versprochen, sich früh aufs Ohr zu legen, damit er morgen bei ihrem großen Kuss nicht wegdöst. Es ist ihm schwergefallen, sich von der Musik zu lösen, von dem Pulsieren, das sie auslöst. Jetzt versucht er noch ein bisschen daran festzuhalten, lässt sich Musik in die Ohren blasen und ignoriert die übrigen Geräusche in dem spätabendlichen Vorortzug. Es ist nicht dasselbe, weil es hier keine Jungs gibt, die man anschauen kann und von denen man angeschaut wird, bloß ein Bodensatz von Pendlern und ein paar Mädels, die von einer Broadwayshow kommen. Eine von ihnen hat vorhin Tariqs Blick gesucht, und er hat nur *Netter Versuch, tut mir leid* gelächelt, worauf sie sich wieder in ihr Theatermagazin vertieft hat.

Wenn man die Augen schließt, kann man eine Welt heraufbeschwören. Tariq schließt die Augen und sieht Schmetterlinge. Ihr Schwirren, wie sie zur Musik in seinem Kopf durch die Luft wirbeln. Das will er sein – auf der Tanzfläche und im Leben. Ein Schmetterling. Bunt und hoch hinaus.

Es ist etwas Besonderes an der Reinheit von Schmetterlingsträumen, an all dem, was Tanzen dir eröffnet, wenn du jung bist. Wenn es funktioniert, ist es mit dieser Freiheit nicht vorbei, nachdem der letzte Song verklungen ist. Du nimmst sie mit dir. Sie verhilft dir zu größeren Dingen.

Es entgeht dir nicht, wenn sie dir genommen wird.

Ryan und Avery spüren, wie ihre Worte sich zusammenfügen, spüren die schlichte Freude, in den gleichen Rhythmus zu finden, verwandte Gedanken zu denken. Ryans Freundin Alicia soll ihn mit nach Hause nehmen, sie drückt sich weiter hinten herum und wirft ihm dann und wann einen Blick zu. Ryan beachtet sie nicht – er und Avery bilden eine Festung gegen die Einsamkeit, sie reden darüber, in welchen Käffern sie wohnen und wie komisch es ist, auf einem Schwulenball zu sein. Ryan gefällt es, wie Averys Haare herabfallen, wie scheu und neugierig zugleich er schaut. Avery wiederum späht immer wieder verstohlen zur Spitze von Ryans V-Ausschnitt, zu seinen Jeans, seinen wunderschönen Händen.

Wir erinnern uns, wie es war, jemand Neuen kennenzulernen. Wie es war, jemandem Möglichkeiten einzuräumen. Man hält Ausschau aus seiner eigenen Welt und betritt dann die des anderen, ohne genau zu wissen, was man dort finden wird, aber in der Hoffnung, dass es etwas Gutes ist. Genau das tun Ryan und Avery gerade: in die Welt des anderen treten und gar nicht mitbekommen, dass du nicht mehr einsam bist. Du lässt die Einsamkeit hinter dir und merkst es nicht, weil du nicht den Wunsch verspürst zurückzublicken.

Dein Blick ruht auf ihm.

Vielleicht liegt es an der Diet Dr Pepper, die sie getrunken haben, jedenfalls sind Peter und Neil länger auf als erwartet. Ihr Date war ein Erfolg – wobei sie schon so lange zusammen sind, dass sie es nicht mehr als ein Date betrachten, sondern einfach als einen gemeinsamen Abend. Sie haben sich beide DVDs hintereinander angesehen, erst den Horrorfilm (für Neil), dann die Liebeskomödie (für Peter). Neil hat sich Mühe gegeben und weder über Peters Angstschweiß bei den Horrorszenen noch über seine Tränen bei dem voraussehbaren Happy End der Liebeskomödie gelächelt. Peter ist immer noch empfindlich, was das angeht, und Neil ist empfindsam genug, um es zu spüren ... obwohl er seine Belustigung nicht *immer* für sich behalten kann. (»Alles okay mit dir?«, hat er während der Liebeskomödie gefragt, als Peter gerade besonders angespannt wirkte – und unwillkürlich in gespieltem Mitgefühl Peters Arm gedrückt, als dieser sagte: »Ich will bloß, dass es für Emma Stone gut ausgeht.«)

Weder Neils noch Peters Eltern haben sich bisher mit Übernachtungsbesuchen anfreunden können, darum ist Neil kurz vor Mitternacht aufgebrochen, und jetzt ist jeder in seinem Zimmer, sie machen sich bettfertig und reden derweil übers Internet miteinander. Hin und wieder ist einer von Neils koreanischen Verwandten online, doch zu Neils Erleichterung versucht keiner, Kontakt mit ihm aufzunehmen. Peter ist nur für Neil erreichbar, zumindest um diese Uhrzeit.

Peter kann sich keinen hinreißenderen Anblick vorstellen als Neil im Pyjama. Es ist ein richtiger Pyjama – gestreifte, durchgeknöpfte Jacke und passend gestreifte Hose mit Gummizug. Er ist mindestens eine Nummer zu groß und lässt Neil aussehen, als wartete er darauf, im nächsten Moment von Mary Poppins ins Bett gesteckt zu werden. Peter trägt Boxershorts und ein T-Shirt mit der Aufschrift LEGALIZE GAY. Obwohl sie schon den ganzen Abend miteinander gequatscht haben, quatschen sie noch eine Stunde weiter, manchmal vor dem Computer, mit Blickkontakt, dann wieder lassen sie die Kameras zugucken, wie sie durchs Zimmer laufen, sich die Zähne putzen, Klamotten für morgen heraussuchen. Eine Intimität, die uns neidisch macht.

Irgendwann wird ihre Unterhaltung zu wolkig und muss ein Ende finden. Selbst Diet Dr Pepper verliert mit der Zeit an Wirkung. Aber es sind weiße, flauschige Wölkchen wie die, von denen kleine Kinder sich willig in den Schlaf tragen lassen. Peter wünscht Neil süße Träume, Neil wünscht ihm das Gleiche. Dann, ganz kurz, winken sie einander zu. Lächeln. Ein letzter Pyjama-Blick, dann gute Nacht.

Früher oder später müssen wir alle schlafen. Das ist der erste Hinweis für uns, dass der Körper immer das letzte Wort hat. Egal, wie glücklich wir sind, egal, wie sehr wir uns wünschen, der Abend würde ewig dauern, um den Schlaf kommen wir nicht herum. Eine übermütige Runde lang kann man sich vielleicht vor ihm drücken, aber der Körper meldet sich mit seinen Bedürfnissen immer wieder zu Wort.

Wir haben dagegen angekämpft. Ob wir uns nun geschworen hatten, im Dunkeln miteinander zu reden oder im zuckenden Licht miteinander zu tanzen, unsere Nächte sollten niemals enden. Der Gesprächsfaden sollte nicht abreißen, das Tanzen uns immer weiter treiben. Wir stopften uns voll, mit Kaffee, mit Zucker und stärkeren, riskanteren Substanzen. Aber immer nagte die Müdigkeit an uns und machte uns schließlich mürbe.

Anfangs bezeichneten wir den Schlaf scherzhaft als Feind, das Übel schlechthin. Warum im Haus des Schlafes Wohnung nehmen, wenn draußen doch so viel vor sich ging? Dann wurde der Kampf immer verzweifelter. Wenn man weiß, dass einem bloß noch Monate oder gar Tage bleiben, wer will da schlafen? Nur wenn der Schmerz zu stark wird. Wenn man ihn dringend, dringend ausblenden muss. Ansonsten ist Schlafen verlorene Zeit, die man niemals zurückbekommt.

Und doch, wie angenehm ist es, dieses Ausblenden. Wir schweben über das Land des Schlafes und der Träume und erkennen, warum Schlaflose um Erlösung betteln und Träumer allen voraus sind. Wir sehen Craig zusammengerollt auf Harrys limonengrüner Couch, unter einer Wolldecke, die Harrys Urgroßmutter gehäkelt hat. Wir sehen Harry in seinem Zimmer, die Hände hinter dem Kopf zum Oberteil eines kleinen q verschränkt. In einer anderen Ecke desselben Orts ist Tariq eingeschlafen, den Kopfhörer noch aufgesetzt, isländische Musik begleitet ihn in Endlosschleife durch seine nächtlichen Reisen. Ein paar Orte weiter träumt Neil (in seinem Pyjama), dass er mit Peter Tic-Tac-Toe spielt, und Peter (in Boxershorts und T-Shirt) träumt, dass Kaiserpinguine das örtliche Einkaufszentrum übernommen haben und versuchen, Emma Stone eine Sonnenbrille zu verkaufen. In einem Ort namens Marigold schläft Avery, eine Telefonnummer auf seiner Hand, in einem Ort namens Kindling schläft Ryan im Schlafsack unter den Sternen und lächelt bei dem Gedanken an einen pinkhaarigen Jungen und das, was sie morgen miteinander unternehmen könnten.

Nur Cooper ist noch wach, aber nicht mehr lange. Er tippt sich in andere Zeitzonen, chattet mit Männern, die gerade wachgeworden sind oder sich ein paar Minuten von der Arbeit abzwacken. Er täuscht sie alle, nur sich selbst täuscht er nicht. Er ist immer noch nirgendwo, und wie sehr er auch sucht, es ist kein Irgendwo in Sicht, vor allem nicht in ihm selbst. Seiner Meinung nach besteht die Welt aus lauter Dummen und Verzweifelten, wie soll er sich da nicht selbst dumm und verzweifelt vorkommen, wenn er so viel Zeit mit ihnen zubringt? Das macht uns Sorge. Wir raten ihm, schlafen zu gehen. Danach ist alles besser. Aber er kann uns nicht hören. Macht weiter und immer weiter. Die Augen fallen ihm zu, immer und immer wieder. *Geh zu Bett, Cooper,* flüstern wir. *Geh in dein Bett.*

Er schläft vor dem Computer ein. Männer aus anderen Zeitzonen fragen, ob er noch da ist, ob er noch lebt. Dann ziehen sie weiter zu neuen Fenstern, lassen seines leer zurück. Er bekommt nicht mit, dass außer ihm niemand mehr da ist.

Das Bild ist unvollständig. Hier liegen Jungs wach und hassen sich. Hier vögeln Jungs aus den richtigen Gründen, da aus den falschen. Hier schlafen Jungs auf Parkbänken und unter Brücken, und die Glücklicheren unter den Unglücklichen schlafen in Unterkünften, die ihnen Sicherheit, aber kein Heim bieten. Hier sind Jungs so rasend verliebt, dass ihr hämmerndes Herz ihnen keine

Ruhe lässt, und da sind Jungs von der Liebe so am Boden zerstört, dass sie unentwegt in ihrem Schmerz wühlen müssen. Jungs, die sich des Nachts an Geheimnisse krallen und tagsüber an deren Verleugnung. Jungs, die beim Träumen nicht die Spur an sich denken. Jungs, die mitten in der Nacht geweckt werden. Jungs, die mit Kopfhörern auf den Ohren einschlafen.

Und Männer. Für sie gilt all das ganz genauso. Und dann gibt es Männer – immer weniger –, die nachts ins Bett fallen und an uns denken. In ihren Träumen sind wir immer noch an ihrer Seite. In ihren Albträumen liegen wir immer noch im Sterben. Im schwimmenden Dunkel der Nacht greifen sie nach uns. Sie rufen uns im Schlaf beim Namen. Für uns ist dies das bedeutsamste, herzzerreißendste Geräusch, das wir je hören durften und mussten. Zur Antwort wispern wir ihre Namen. Und vielleicht hören sie uns ja in ihren Träumen.

Wir würden euch so gern die Welt zeigen, wenn sie schläft. Dann hättet ihr niemals mehr Zweifel daran, wie ähnlich, wie vertrauensvoll, wie erstaunlich und verletzlich wir alle sind.

Wir schlafen nicht mehr, und darum träumen wir auch nicht mehr. Wir halten Ausschau. Wir wollen nichts verpassen.

Ihr seid zu unseren Träumen geworden.

Tief in der Nacht kommt Harrys Mutter in sein Zimmer und sieht nach, ob er auch fest schläft. Dann geht sie ins Fernsehzimmer und lächelt, als sie Craig sieht, eingewickelt in die Wolldecke.

Sie weiß, dass morgen ein großer Tag für die beiden ist, und macht sich Sorgen. Aber das zeigt sie nur, wenn sie schlafen. Vor allem ist sie stolz. Und wer stolz ist, darf auch ein bisschen besorgt sein, insbesondere eine Mutter.

Sie deckt Harry ein zweites Mal zu, küsst ihn sacht auf die Stirn und geht auf Zehenspitzen hinaus.

Wir vermissen unsere Mütter. Wir verstehen sie jetzt so sehr viel besser.

Und die von uns, die Kinder hatten, vermissen unsere Kinder. Wir sehen sie heranwachsen, mit Trauer, Staunen und Furcht. Wir haben uns entfernt, aber nicht ganz und gar. Das wissen sie. Sie spüren es. Wir sind nicht mehr da, aber auch noch nicht vollkommen fort. Und so bleiben wir für den Rest ihres Lebens.

Wir beobachten sie, und sie überraschen uns.

Wir beobachten sie, und sie überflügeln uns.

Die Musik in Tariqs Ohren wird langsam schwächer, die Batterie ist am Ende. Er bekommt es nicht mit. Es ist eine der größten Gaben des Körpers, Musik weitertönen zu lassen, nachdem sie schon längst verklungen ist.

Ryan schläft im Garten und merkt nichts von dem Taukranz, der sich um ihn schließt, während die Nacht sich für den Morgen erwärmt. Beim Aufwachen wird sein Blick auf glitzerndes Gras fallen.

Die erwachende Welt. Selbst die größten Zyniker unter uns können nicht anders, als sie mit einem Anflug von Hoffnung zu begrüßen. Vielleicht ist es eine chemische Reaktion – unsere Gedanken erheben sich zugleich mit der Sonne und lassen diesen kurzen, heftigen Glauben an etwas Neues entstehen.

Wir werden still, wenn wir zusehen, wie die Sonne über den Horizont steigt. Egal wo wir sind, egal wen wir beobachten, wir halten inne. Manchmal richten wir den Blick in die Ferne, wo der Tag heraufdämmert. Dann wieder lesen wir es von den Menschen ab, die uns ans Herz gewachsen sind und auf deren schlafenden Gesichtern sich das Licht ausbreitet. Wie kann man keine Hoffnung spüren, wenn die Welt für einen kleinen Augenblick golden glänzt? Wir, die wir nichts mehr fühlen, haben doch noch ein Gefühl dafür – so stark ist die Erinnerung.

Aufzuwachen ist schwer, und grandios. Wir sehen zu, wie ihr euch rührt und aus dem Bett kämpft. Dankbarkeit ist das Letzte, das euch beim Aufstehen in den Sinn käme, das wissen wir. Und doch solltet ihr dankbar sein.

Ihr erlebt einen neuen Tag.

Harry wacht auf und ist wie elektrisiert. Heute ist der Tag, nach all der Planerei, all dem Üben. Dieser Samstag ist nicht länger ein Kästchen im Kalender, kein Datum, über das im Futur gesprochen wird. Er ist angebrochen wie jeder andere Tag, doch er fühlt sich an wie kein Tag zuvor.

Harry marschiert vom Bett direkt in die Küche – das Haar völlig verstrubbelt, die Klamotten schlafzerknittert – und findet dort seine Eltern vor, die sich auf ihre Weise für seinen Tag rüsten. Sein Vater macht Frühstück, seine Mutter sitzt mit einem Kreuzworträtsel am Küchentisch und liest die Fragen laut vor, damit sie es zusammen lösen können.

»Wir wollten dich gerade wecken«, sagt seine Mutter.

Harry geht weiter ins Fernsehzimmer. Craig sitzt kerzengerade auf der Couch und sieht aus, als wäre der Morgen ein mathematisches Problem, das er noch vor dem Aufstehen lösen muss.

»Dad macht Arme Ritter«, sagt Harry. Er weiß, dass die Gleichung sich schneller lösen lassen wird, wenn Essen als Faktor dazukommt.

Craigs Antwort besteht aus etwas Ähnlichem wie *»Muh.«*

Harry tätschelt ihm den Fuß und geht zurück in die Küche.

Tariqs Wecker schrillt los, aber er schreckt nicht hoch. Seine Kopfhörer dämpfen noch immer alle Geräusche von außerhalb, es klingt, als spielte nebenan Musik, und er nimmt es, ganz gemächlich, als Einladung.

Kaum ist Neil aus der Dusche, schreibt er Peter eine SMS.

Schon auf?

Die Antwort erfolgt prompt.

... dem Weg zu dir? Na klar.

Wir lächeln darüber, aber dann sehen wir zu Coopers Elternhaus hin, und das Lächeln vergeht uns. Er schläft immer noch an seinem Schreibtisch, mit dem Gesicht auf der Tastatur, was den Computer die ganze Nacht wachgehalten hat. Sein Vater kommt ins Zimmer und guckt finster. Sämtliche Chatfenster auf dem Bildschirm sind noch offen.

Wir wissen im Voraus, was gleich los sein wird, und schaudern. Wir können es seinem Vater vom Gesicht ablesen. Wem von uns ist nicht schon das Gleiche passiert wie jetzt Cooper? Der eine Fehler. Das eine blöde Missgeschick. Das liegengelassene Magazin, aufgeschlagen auf dem Boden. Die Liebesbriefe unter der Matratze, das offensichtlichste Versteck überhaupt. Die rausgerissene

Unterwäschereklame zwischen zwei Wörterbuchseiten, die natürlich herausfällt, wenn man das Wörterbuch zur Hand nimmt. Die Kritzeleien, die wir hätten verbrennen sollen. Der Name eines Jungen, wieder und wieder und wieder niedergeschrieben. Die Klamotten, ganz hinten in unseren Schrank gestopft. Das Buch von James Baldwin auf unserem Regal, mit einem anderen Umschlag drum herum. Walt Whitman unter unserem Kopfkissen. Ein Schnappschuss von dem Jungen, den wir lieben, ein Grinsen im Gesicht, unsere Verschwörung im Blick. Ein Schnappschuss von dem Jungen, den wir lieben und der nichts davon weiß, auch nichts davon, dass eine Kamera ihn eingefangen hat. Ein Schnappschuss, aufbewahrt in der obersten Schreibtischschublade, in einem Geldbörsenfach, in einer Tasche nahe unserem Herzen. Wir hätten dran denken sollen, ihn rauszunehmen, bevor wir das Hemd in den Wäschekorb warfen. Wir hätten wissen müssen, was passiert, wenn unsere Mutter auf der Suche nach einem Bleistift die Schreibtischschublade aufzieht. *Ist bloß ein Freund*, sagen wir. Aber wenn es nur ein Freund ist, wieso war er versteckt, wieso haben wir uns dann so aufgeregt, als er entdeckt wurde?

Cooper soll aufwachen. Die Tür soll sich lauter als sonst öffnen. Die Schritte seines Vaters sollen wie Donner hallen, stattdessen kommen sie wie der Blitz. Das kann sein Vater gut, sein Zorn braut sich im Stillen zusammen. Er beugt sich über seinen Sohn und liest, was von den Chats der letzten Nacht übrig ist. Manches ist belangloses Hin und Her, gelangweiltes Insider-Speak. *Und, was läuft? Nicht viel. Und bei dir? Auch nicht.* Andere werden drastischer, deutlicher. *Hey, das und das würde ich mit dir anstellen. Willst du es so haben?* Wir sehen genau hin und hoffen, dass sich auf dem Gesicht des Vaters Besorgnis zeigt. Besorgnis ist okay. Besorgnis ist verständlich. Aber wir, die so lange nach Zeichen von Besorgnis bei anderen gesucht haben, wir sehen nur Abscheu. Ekel.

»Wach auf«, sagt der Vater.

Wut. Rasenden Zorn.

Als Cooper sich nicht rührt, sagt er es noch mal und tritt gegen seinen Stuhl.

Das wirkt.

Cooper ist ruckartig wach, sein Gesicht auf der Tastatur formt ein unaussprechliches Wort. Die Kontaktlinsen, die er noch immer in den Augen hat, fühlen sich an wie staubtrockene Oblaten. Sein Atem riecht, als hätte er Würmer im Mund.

Sein Vater tritt noch mal gegen den Stuhl.

»Das treibst du also?«, kommt die wütende Anklage. »Wenn wir schlafen. Darauf bist du aus?«

Cooper kapiert erst nicht. Dann hebt er den Kopf,

schluckt das bisschen Spucke im Mund runter und sieht den Bildschirm. Rasch klappt er den Laptop zu. Aber es ist zu spät.

»So etwas tust du in meinem Haus? So etwas tust du deiner Mutter und mir an?«

Aus sicherer Entfernung wissen wir, dass sich hinter diesem Abscheu, im tiefsten Inneren, Verwirrung verbirgt. Und durch dieses Innere pumpt ein steter Strom aus Hass und Ignoranz.

Cooper hat keine Chance.

Sein Vater packt ihn beim Hemd und zieht ihn hoch, damit er ihn auf Augenhöhe anschreien kann.

»Was bist du bloß für einer? Wie kannst du so was machen?«

Cooper weiß es nicht. Er weiß nicht, was er sagen soll. Er weiß nicht, was er tun soll. Es gibt keine Antworten.

Sein Vater ist mittlerweile puterrot im Gesicht. »Ziehst du etwa los und fickst Männer? Ist es das? Wenn wir schlafen, schleichst du dich raus und fickst Männer?«

»Nein«, bringt Cooper endlich heraus. »Nein!«

»Was dann?« Eine angewiderte Geste Richtung Laptop. »Was für eine Sorte von Hure bist du dann?«

Ficken. Hure. Kein Sohn sollte solche Wörter von seinem Vater zu hören bekommen. Aber die Wut des Vaters hat ihre eigene Sprache. Sie muss sich nicht wie ein Vater ausdrücken.

»Hör auf«, flüstert Cooper, ihm kommen die Tränen. »Hör einfach auf.«

Aber daran ist nicht zu denken. Coopers Vater stößt ihn gegen die Wand. Aufprall. Die Wand erzittert, Dinge fallen zu Boden. Cooper ist nicht mehr nirgendwo. Jetzt ist er irgendwo. Und es ist ein einziger Horror. Es ist all das, was nie passieren sollte, und jetzt passiert es.

Seine Mutter stürzt ins Zimmer. Einen Moment lang sind wir dankbar. Einen Moment lang denken wir, dass es damit zu Ende ist. Aber den Vater kümmert es nicht. Er brüllt weiter. *Schwuchtel. Schande. Hure. Krank.*

»Was geht hier vor?«, schreit die Mutter. *»Was geht hier vor?«*

Cooper kann die Tränen nicht stoppen, was seinen Vater noch wütender macht. Und jetzt sagt sein Vater zu seiner Mutter: »Er verkauft sich an Männer, übers Internet.«

»Nein«, sagt Cooper. »Das stimmt überhaupt nicht.«

»Klapp das Ding auf«, befiehlt der Vater der Mutter. »Lies.«

Cooper macht einen Satz und versucht sich den Laptop zu schnappen. Doch sein Vater versetzt ihm einen Stoß und hält ihn fest, während seine Mutter den Laptop öffnet. Der Bildschirm wird hell. Sie beginnt zu lesen.

»Es sind nur Chats«, versucht Cooper ihr zu erklären. »In echt passiert da gar nichts.«

Doch ihr Blick beim Lesen … manche von uns müssen

wegschauen. Wir kennen diesen Blick. Etwas in ihr zerbricht. Und mit diesem Bruch schreibt sie uns ab.

Es gibt nichts Schmerzlicheres, als zuzusehen, wie jemand dich abschreibt. Vor allem, wenn es deine Mutter ist.

Manche Mütter erholen sich von diesem Moment. Andere nie. Und das Schlimme an dem Moment ist: Man weiß nicht, wie es ausgehen wird.

»Da hast du es«, sagt der Vater.

Eine Zündschnur in Cooper hat sich bis zum explosiven Kern durchgefressen und lässt ihn hochgehen. Er muss dem hier ein Ende setzen. Er muss etwas tun. Er will eigentlich nicht zurückschlagen, obwohl es später dann doch so aussieht. Seine Mutter soll nur nicht mehr weiterlesen. Er entreißt ihr den Laptop. Sie zuckt verblüfft zurück, und für seinen Vater kommt es zu unerwartet, um ihn abzufangen. Seine Mutter hat das Ding nun nicht mehr in ihren Händen, aber in denen von Cooper will es auch nicht bleiben. Er hantiert ungeschickt damit herum, und der Laptop fällt mit fürchterlichem Krach zu Boden. Cooper bückt sich, hebt ihn auf, aber jetzt geht sein Vater auf ihn los, packt ihn am Rücken und dreht ihn zu sich um. Cooper sieht den Schlag voraus und will ihn mit dem Laptop abblocken. Doch die Faust seines Vaters ist schneller, sie rammt sich in seine Wange, bevor er den Laptop davor halten kann. »Nein!«, ruft seine

Mutter und geht dazwischen – immerhin. Cooper zögert keine Sekunde. Schlüssel und Handy hat er in der Tasche. Also rennt er los. Raus aus dem Zimmer, in dem sein Vater gegen ihn und seine Mutter wütet. Raus aus dem Haus, zu seinem Auto. Seine Eltern kommen ihm hinterher, er hört seinen Vater schreien, versteht ihn aber nicht. Als er den Motor anlässt, plärrt die Musik los. Er achtet nicht auf den Verkehr, als er auf die Straße einbiegt, obwohl er weiß, dass sein Vater deswegen noch wütender sein wird.

Er braucht genau zehn Sekunden, um seine Eltern zu verlassen.

Abgesehen von Fremden sind sie jetzt die einzigen Menschen auf der Welt, die wissen, dass er schwul ist.

Du verwendest so viel Zeit, so viel Mühe auf den Versuch, dich zusammenzuhalten.

Und dann fällt doch alles auseinander.

Während all das passiert, steht Tariq unter der Dusche; isst Craig (anerkanntermaßen ein langsamer Esser) eine Portion Arme Ritter; lädt Peter ein Videospiel hoch und legt damit los; wacht Avery auf, sieht die Handynummer, immer noch auf seiner Hand, und fragt sich, was er als nächstes tun soll. Aber darum muss er sich keine Sorgen machen. Ryan hat sich schon etwas überlegt. Er hat Averys Nummer in seinem Handy gespeichert, und sobald es endlich zehn ist, wird er ihn anrufen. Seinem Gefühl nach ist es unhöflich, irgendjemanden vor zehn anzurufen. Also wartet er. Voller Ungeduld.

Schon komisch, was man vermisst. Dinge wie Telefonschnüre.

Wenn ihr das heute lest, wisst ihr vielleicht gar nicht mehr, was eine Telefonschnur überhaupt ist. Oder es ist ein Relikt, das ihr in einem Büro seht oder in der Ecke des Klassenzimmers an dem uralten Telefon, über das man das Direktorat anrufen kann.

Aber es gab einmal eine Zeit – unsere Zeit – da war eine Telefonschnur so etwas wie eine Lebensader. Unsere Anbindung an die Außenwelt und, mehr noch, unsere Anbindung an die Menschen, die wir liebten oder lieben wollten oder zu lieben versuchten. An ihr passte einfach alles – ihre Verdrehtheit, wie schnell sie sich verwickelte und wie lang sie sich ausziehen ließ, bis sie uns Einhalt gebot. Verkringelt, verheddert und lebensnotwendig. Sie kettete uns aneinander, an alle Fragen und manche Antworten, an die Vorstellung, wir könnten anderswo sein als in unserem Zimmer, unserem Elternhaus, unserem Wohnort. Wir konnten nicht weg, aber unsere Stimmen reichten weit.

Wenn das Telefon nicht klingelte, verhöhnte es uns.

Wenn es klingelte, krallten wir es uns, voller Dankbarkeit.

Um punkt zehn Uhr klingelt Averys Handy. Die Nummer sagt ihm nichts. Dann checkt er die, die auf seiner Hand steht.

»Hallo?«

»Hi«, sagt Ryan, ebenso froh, gehört zu werden, wie Avery froh ist, ihn zu hören.

Sie beginnen Pläne zu schmieden und entwerfen einen Plan. Pläne sind das, was man zu einer bestimmten Zeit in die Tat umsetzen wird, ein Plan hingegen ist die allgemeinere Vorstellung all dessen, was man miteinander unternehmen könnte. Pläne sind Koordinaten, ein Plan ist die gesamte Landkarte. Über Pläne kann man beim ersten, nervösen Telefongespräch reden. Ein Plan bleibt unausgesprochen, lässt aber trotzdem Hoffnung in deiner Stimme mitschwingen.

Während Avery und Ryan sich überlegen, was sie heute unternehmen könnten, wird *zusammen* zu dem Plan, der allen Plänen zugrunde liegt.

Avery weiß, dass seine Eltern ihm auch dieses Mal die Autoschlüssel überlassen werden, darum bietet er an, erneut nach Kindling zu fahren und sich anzusehen, was es sonst noch so zu bieten hat. Laut Ryan ist das nicht allzu viel, aber Avery ist flirterfahren genug, um klarzustellen, dass es reicht, wenn nur Ryan vor Ort ist.

Avery beendet den Anruf mit einem Lächeln. Ryan beendet den Anruf in heller Panik. Freudige Aussichten führen trotzdem zu Stress. Ryan will Klarschiff machen, mit seinem Zimmer, seinen Haaren, seinem Leben, seinem Wohnort, allem auf einmal.

Währenddessen lächelt Avery sich seinen Weg zur Dusche. Auch er hat Dinge, die ihm Sorgen bereiten, logisch. Aber diese Biester haben die Höflichkeit, vor dem Tor zu warten, bis er gewappnet ist.

Nichts ist so ermutigend wie eine Chance.

Man vergisst nie, wie sich das anfühlt, diese Hoffnung. Ja, wir könnten euch tagelang ohne Pause von all den miesen ersten Dates erzählen. Das sind Geschichten. Lustige Geschichten. Peinliche Geschichten. Geschichten, die wir gern erzählen, weil wir damit wenigstens etwas aus den ein, zwei Stunden rausschlagen, die wir auf die falsche Person verschwendet haben. Aber das ist auch schon alles, was über miese erste Dates zu sagen ist: Es sind Kurzgeschichten. Gute erste Dates sind mehr als das. Es sind erste Kapitel. Ein gutes erstes Date ist wie der Frühling.

Und wenn aus einem guten ersten Date eine gute Beziehung wird, hält der Frühling an. Auch wenn er eigentlich vorbei ist, kann es immer noch Frühling sein.

Es hat viele Überlegungen zu der Frage gegeben, wo Craigs und Harrys Kuss stattfinden soll.

Wenn Bequemlichkeit der ausschlaggebende Faktor gewesen wäre, hätte die Wahl ganz eindeutig lauten müssen: bei Harry zu Hause oder im Garten. Harrys Eltern hätten absolut nichts dagegen einzuwenden gehabt und gern die nötigen Vorkehrungen getroffen. Aber Craig und Harry wollten sich damit nicht verstecken. Der Kuss hat erst einen Sinn, wenn andere daran teilhaben.

Schließlich schlug Craig die Rasenfläche vor ihrer Highschool vor – ein öffentlicher Ort und zugleich vertraut. Die Schule ist an den Wochenenden normalerweise aus dem einen oder anderen Grund offen – ein

Footballspiel, Theaterproben, ein Debattierwettbewerb. Aber auf der Rasenfläche sind sie niemandem im Weg. Es gibt keine Probleme, sich mit Wasser und Strom zu versorgen. Und ihre Freunde wissen, wo sie zu finden sind.

Sie diskutierten darüber, ob sie um Erlaubnis fragen sollten. Harrys Eltern bestanden darauf. Also machten Harry und Craig einen Termin mit der Direktorin aus und erklärten ihr, was es mit dem Kuss auf sich hatte.

Sie reagierte fast schon überraschend wohlwollend und gab ihnen die Erlaubnis, allerdings nicht ohne die Warnung, dass immer noch Risiken blieben.

Das akzeptierten sie.

Und hier sind sie nun, bei der Einfahrt auf den leeren Parkplatz der Highschool. Football steht erst für den morgigen Tag auf dem Plan, und die Theaterprobe beginnt nicht vor zwei. Das Gebäude legt an diesem Samstagmorgen Gleichmut an den Tag. Es hat schon weit Schlimmeres gesehen als zwei Jungen, die sich küssen.

Smita, Craigs beste Freundin, wartet bereits auf sie. Sie hält den Kuss für eine Schnapsidee, besonders was Craig betrifft. Seine Eltern werden ihn umbringen, glaubt sie, und das ist nur ganz milde übertrieben. Und wenn nicht seine Eltern, dann wird womöglich der Kuss Craig umbringen. Denn letztlich ist die Trennung Craig deutlich schwerergefallen als Harry. So wie Smita es sieht, ist

Harry sehr glimpflich davongekommen – und davon ausgegangen, dass es Craig ebenso ging. Harry machte einfach mit seinem Leben weiter, während Craig noch das ganze folgende Jahr in ihn verliebt war.

Okay, vielleicht kein volles Jahr. Smita ist nicht besonders gut in Beziehungsmathematik. (Wer ist das schon?) Auf jeden Fall war es lange genug. Zu lange. Und auch wenn Craig ihr immer wieder lang und breit erklärt, dass er über Harry hinweg ist und sie jetzt einfach gute Freunde sind; auch wenn sie gelernt hat, ihm nicht ausdrücklich zu widersprechen, damit sie eine Grundlage haben, die ihm erlaubt, später wieder bei ihr anzurücken, wenn ihm sein Irrtum klar wird – trotz allem findet Smita diesen ganzen Plan immer noch unglaublich unsensibel angesichts dessen, wie es um Craigs Gefühle steht. Wir haben gehört, wie sie ihre Schwester ins Vertrauen gezogen hat, und die Schwester hatte Verständnis.

Smita begreift, dass es hier um Größeres geht, zumindest im Hinblick auf das, was Harry und Craig mit ihrer Aktion aussagen wollen. Wenn man sie fragen würde, unter welchen Umständen es für Craig okay wäre, Harry noch einmal zu küssen, wäre dieser Kuss für Smita wohl eine der wenigen akzeptablen Antworten. Sie hat die beiden für verrückt erklärt, als sie ihr davon erzählten (sie glaubt, sie hätte es als Erste erfahren, in Wahrheit war sie die Zweite). Und als die beiden meinten, damit hätten sie kein Problem, was sollte sie da noch sagen? Sie würde immer auf Craigs Seite sein, egal worum es ging, und wenn das hieß, ihnen bei der Recherche und dem Ausfüllen von Formularen und bei der Planung dieser absurden Großtat mit politischer Aussagekraft und potentieller Herzschmerzgefährdung zu helfen, dann bitte sehr. Mit der Präzision der Ärztin, die sie eines Tages zweifellos sein wird, hat sie mit den beiden die bestmögliche Strategie für maximales Durchhalten erarbeitet. Das hieß, sich zahllose Stunden auf YouTube Videos von Langzeitküssern anzusehen – die seltsamsten Hausaufgaben, die sie je gemacht hat. Aber ihre eigentlichen Hausaufgaben waren schon erledigt, was sollte sie also sonst tun?

Und jetzt ist sie hier, bei den beiden, und die Zeit für den Startschuss rückt näher. Sobald sie angefangen haben, müssen sie sich mindestens zweiunddreißig Stunden, zwölf Minuten und zehn Sekunden küssen. Das ist eine Sekunde mehr als der aktuelle Weltrekord für den längsten Kuss.

Sie alle sind hier, um diesen Rekord zu brechen.

Und der Grund dafür hat mit einer Sache zu tun, die Tariq passiert ist.

Wir sehen ihn auf den Parkplatz fahren. Er blickt zu der wachsenden Menge – Harry und Craig, Mr und Mrs Ramirez, dann natürlich Smita, und Rachel, die nahe bei der Schule wohnt und zu Fuß gekommen ist. Er sieht sie alle, steigt aber nicht aus, noch nicht. Denn es zählt zu den raffinierteren Eigenschaften unseres Geistes, gleichzeitig an zwei verschiedenen Orten sein zu können. Tariq sitzt also da und ist in Gedanken zugleich wieder bei dem schlimmsten Abend seines Lebens. Faktisch: vor drei Monaten. Gefühlt: gestern und heute und vor drei Monaten und jeder beliebige Zeitabschnitt dazwischen.

Blut in seinem Mund. Ihm ist, als hätte er immer noch Blut im Mund.

Die Typen waren zu fünft und betrunken, und es geschah in einem Nachbarort. Tariq hatte noch keinen Führerschein und folglich auch kein Auto. Der Film war aus, und er wartete auf seinen Vater, der ihn abholen sollte. Seine Freunde wollten noch Pizza essen gehen, aber er musste nach Hause. Sein Vater ließ auf sich warten, und die Straße leerte sich, nachdem die letzten Kommentare zum Film auf dem Gehweg verklungen waren. Im Kassenhäuschen des Filmtheaters saß jemand, aber das war es auch schon. Tariq konnte nicht stillhalten und ging ein Stück die Straße entlang, um in die Schaufenster zu gucken. Bei den ersten Rufen war ihm nicht einmal klar, dass sie ihm galten. Die Typen zu ignorieren, lenkte ihre Aufmerksamkeit nur umso mehr auf ihn. Als er begriff, worauf sie aus waren, waren sie schon da.

Erst dachte er, es ginge um seine Hautfarbe, doch nach all den Varianten von »Schwuchtel«, die sie ihm an den Kopf warfen, wurde ihm klar, dass mehr dahintersteckte. Außerdem waren einige von ihnen ebenfalls schwarz. Er wollte an ihnen vorbei, zurück zum Kino oder zu der Pizzeria, wo seine Freunde saßen, doch das gefiel ihnen ganz und gar nicht. Sie kreisten ihn ein, und in seinem Inneren schrillten die Alarmglocken. Sie lachten über die Farbe seiner Hose, machten sich über ihn lustig, und er versuchte aus dem Kreis auszubrechen, mit vollem Körpereinsatz, doch es waren zu viele, und sie waren darauf gefasst. Sie stießen ihn zurück, er machte einen neuen Vorstoß, und diesmal bekam er einen Hieb verpasst, mitten auf die Brust. Als Tariq sich krümmte, gingen auch die anderen zum Angriff über. Denn sobald einer angefangen hat, ist es ein Spiel. Tariq fiel zu Boden und erinnerte sich, dass jemand ihm geraten hatte, sich zusammenzurollen und so zu schützen. Sie johlten jetzt, genossen es, waren wie elektrisiert. Er konnte nicht einmal um Hilfe rufen – das Einzige, was er herausbrachte, waren Töne, die er nie zuvor gehört hatte, ein jämmerliches, kehliges Eingeständnis des unvermuteten, heftigen Schmerzes von ihren Hieben und Tritten, die ihm die Rippen brachen, begleitet von weiterem *Schwuchtel*-Gejohle.

Auf der anderen Straßenseite sah jemand die Szene. Die Frau, die immer hinter dem Tresen des Thai-Restaurants saß, kam laut schreiend herausgelaufen und fuchtelte mit einem Besen. Die Typen lachten nur – über den Besen und ihr gebrochenes Englisch. Doch dann kamen zwei Hilfskellner hinterher, und sie schrie »Polizei«. Tariq sah und hörte nichts von alledem. Er versuchte sein Blickfeld freizuhalten, sich noch weiter zusammenzurollen, das Blut auszuspucken. Er wusste nur, dass sie da waren, und nach einem letzten Tritt waren sie weg.

Sein Vater traf kurz darauf ein. Fand ihn. Brachte ihn in die Notaufnahme, bevor die Polizei kam.

Als er da blutend auf dem Gehsteig lag, Kiesel und Splitt sich in seine Wunden gruben, bluteten wir mit ihm. Als seine Rippen brachen, spürten wir auch unsere Rippen brechen. Und als er wieder klar denken konnte, kehrten die klaren Erinnerungen zu uns zurück. Plötzlich nicht mehr sicher, nicht mehr Mensch zu sein. Das haben wir alle gefürchtet und nicht wenige von uns am eigenen Leib erfahren. Es ist uns nicht fremd, was im Folgenden mit Tariq geschah – der lange Heilungsprozess, die überraschende Anteilnahme mancher (einschließlich seiner Eltern) und der nicht überraschende

Mangel an Anteilnahme anderer (zum Beispiel einiger, wenn auch nicht aller Polizisten).

Die Angreifer hinterließen keine Spuren und wurden nie gefasst. Wir wissen natürlich, wer sie sind. Zwei von ihnen belastet ihre Tat bis heute. Die drei anderen nicht.

Tariq lastet es auch auf der Seele, obwohl er sich meistens trotzig gibt. »Die haben mir die Scheiße aus dem Leib geprügelt«, sagte er schon bald danach zu anderen. »Aber wisst ihr was? Wer braucht schon Scheiße in sich drin? Ich bin froh, dass sie weg ist.«

Er lässt sich nicht davon abhalten, weiter in die Stadt zu fahren und tanzen zu gehen. Aber die Furcht bleibt. Die Verletzungen auch. Und im Hinterkopf, so wie damals in unseren Hinterköpfen, lauert die tückischste Frage überhaupt:

Wie sind sie auf mich gekommen? Woher wussten sie es?

Was habe ich falsch gemacht?

Es heißt ja immer, Schwulsein sei etwas anderes als eine Hautfarbe, es sei nichts Physisches. Es heißt, wir hätten ja die Möglichkeit, es zu verbergen.

Aber wenn das stimmt, wieso finden sie uns dann immer?

Coopers Hass auf alle anderen – seine Eltern, die Leute in seinem Heimatort, die Männer, mit denen er chattet – wird nur noch durch seinen Hass auf sich selbst übertroffen. Nichts macht die Verzweiflung so abgrundtief wie das Gefühl, es nicht anders verdient zu haben. Cooper fährt durch die Gegend, ohne zu wissen, was er machen und wo er hin soll. Er kriegt kaum mit, dass das Benzin zur Neige geht. Dann leuchtet die Warnlampe auf, und er ist beinahe dankbar dafür, weil jetzt wenigstens der nächste Schritt klar ist.

Er war nicht immer so. Niemand ist immer so. Es gab eine Zeit, in der er glücklich war und die Welt ihn fesselte. In der er Raupen fing und jeder einen Namen gab. In der er, umringt von zwanzig Freunden aus der Fünften, die Kerzen auf einem Kuchen ausblies, den seine Mutter gebacken hatte. In der er sich nach einem Home-Run in einem entscheidenden Baseballspiel der Little League wochenlang wie ein Champion fühlte. In der er den Wunsch verspürte zu zeichnen und zu malen. In der er mittags mit den anderen Körbe warf.

Aber mit der Highschool geriet alles durcheinander. Er hatte keine Lust mehr auf Sport. Freunde entfernten sich – wenn nicht gleich ganz aus dem Ort, so doch von seinem Mittagstisch. Äußerlich machte sich Stumpfheit in seinem Leben breit, innerlich wurde das Getöse immer lauter. Er verbrachte mehr und mehr Zeit vor dem

Computer. Das war eigentlich keine freie Entscheidung, sondern schlicht das eine, das immer da war.

Jetzt liegt sein Laptop kaputt auf der Rückbank. Es macht ihm nicht allzu viel aus.

In einem anderen Wagen fährt Avery nach Kindling. Die Landschaft um ihn herum ist flach, der Horizont zieht sich lang hin. Er bemüht sich, nicht durchzuspielen, was er zu Ryan sagen wird, es soll nicht wie ein Auftritt wirken. Seine bisherigen Dates waren halbherzige Versuche mit einem Jungen aus seinem Ort, der ihn im Grunde viel zu gut kannte. Keiner von beiden wusste so recht, was er eigentlich wollte, und so versuchten sie, die Leere miteinander zu füllen. Es ließ sich nicht durchhalten, was Avery fünf Minuten früher auffiel als Jason. »Kein Schaden, kein Foul«, hatte Jason gesagt, und der Satz an sich machte schon klar, warum Avery letztlich nicht interessiert war. Er möchte mit jemandem zusammen sein, der weiß, dass ein Schaden viel schlimmer ist als ein Foul.

Ein Junge mit blauen Haaren müsste das wissen, denkt Avery. Zumindest besteht eine Chance, dass er es weiß.

Avery wird es herausfinden.

Nach einem Jahr sind Peter und Neil für ihr Gefühl über die Entdeckungsphase hinaus. Aber sie werden immer wieder entdecken, dass dies nicht der Fall ist, da sind wir uns sicher. Bei dem Menschen, den man liebt, gibt es immer etwas Neues zu lernen.

Als Neil zu Peter kommt, ist er nicht überrascht, ihn in Boxershorts im Hobbyraum auf dem Boden vorzufinden, von wo er mit seiner Spielkonsole eine Fantasywelt durchkreuzt.

»Sorry«, sagt Peter. »Ich hab die Zunft der Zauberer beinahe so weit, mein Abkommen zu unterzeichnen. Zwanzig Minuten, versprochen.«

Blöderweise hat Neil seine Hausaufgaben nicht mitgebracht, deshalb geht er in Peters Zimmer und macht die Hausaufgaben für ihn. Es wäre etwas anderes, wenn es bei Peters Spiel jede Menge Schlachtengetümmel und Schwertkämpfe gäbe. Aber soweit Neil weiß, geht es eher darum, Bündnisse zu schließen und zu brechen. Anders gesagt, um Politik mit Bärten und wallenden Gewändern. Nicht sein Ding. *Balkan Bloodbath 12*, das Spiel, das er gestern mitgebracht hat, liegt auf dem Boden.

Peter weiß, dass Neil der Sache nichts abgewinnen kann, aber er muss einfach trotzdem spielen. Denn sobald dieses Abkommen unterzeichnet ist, darf er zum ersten Mal in die Welt der Wassernymphen vordringen.

Als das Abkommen unter Dach und Fach ist, sucht er nach Neil, der halb mit seiner Englischaufgabe fertig ist.

»Das kann ich doch selber«, sagt Peter. Er weiß, er sollte sich freuen, wenn Neil für ihn die Hausaufgaben macht, aber ihm ist klar, dass Neil es tut, weil es ihm leichter fällt ... und genau deshalb freut Peter sich nicht darüber.

»Du hast Wichtigeres zu tun«, sagt Neil. »Was ist schon John Steinbeck, verglichen mit dem Schicksal der Zunft der Zauberer?«

»Ich mag Steinbeck.«

»Weißt du, was cool wäre?«

»Was?«

»Wenn dein Spiel irgendwo stattfände, wo es noch richtig urtümlich zugeht, in den Alpen oder so.«

Neil will auf irgendwas hinaus. Auf einen Witz. Aber Peter kommt nicht auf die Pointe.

Er gibt auf und fragt nach.

»Dann würden die Zauberer Lederhosen tragen und gehörten zur Zunft der zünftigen Zauberer.«

Peter lässt ein schiefes Lächeln sehen. »Das hast du dir aber schön zurechtgelegt, oder?«

»Nee, das hab ich aus dem Ärmel gezaubert.«

Peter mag diese Witzchen, diese Wortspiele. Doch, wirklich. Er ist nur manchmal nicht in der Stimmung dafür. Manchmal wünschte er, er wäre mit jemandem zusammen, der ein bisschen weniger intelligent ist oder wenigstens nicht jedes Wort, das er ausspricht, auf die Goldwaage legt.

Neil merkt nicht, dass er einen Schritt zu schlau war. Er wechselt nicht deshalb das Thema, weil er spürt, dass etwas nicht so ganz stimmt. Sein intuitives Gespür für den Rhythmus des Gesprächs sagt ihm, dass es eine andere Richtung einschlagen sollte.

»Pfannkuchen«, sagt er. »Ich finde, wir brauchen Pfannkuchen.«

Diesmal weiß Peter, was kommt, und macht mit. Sie hüpfen beide auf einem Bein und schreien: »Pfannkuchen, Pfannkuchen, ja, ja, ja!«

Was sind wir doch für grandiose Idioten, denkt Peter.

Oft glauben wir, eine Beziehung ließe sich am ehesten danach bemessen, wie sehr wir uns in ihr entblößen. Aber es spricht auch einiges dafür, sich wie ein Pfau herauszuputzen und in Albernheiten soviel Wahrheit zu finden wie im Todernsten.

Euer Humor ist euer Kompass und euer Schutzschild. Ihr könnt ihn zu einer Waffe umschmieden oder ihn zerpflücken, um eine Zuckerwattedecke daraus zu spinnen. Ihr könnt nicht allein von Humor leben, aber auch nicht gänzlich ohne.

Alle Witzeleien der Welt konnten Oscar Wilde nicht daran hindern, sich der Liebe wegen zum Narren zu machen. Doch zu guter Letzt stellte er sich auf die Hinterbeine. Nicht wenige von uns haben sich seine letzten Worte zu eigen gemacht, ins Leere gestarrt und gesagt: »Entweder die Tapete muss weg oder ich.« Es entstanden sogar diverse Abwandlungen: »Entweder der Bürgermeister muss weg oder ich«, oder »Mutter, entweder diese Schuhe müssen weg oder ich« oder »Schätzchen, entweder der Schnurrbart muss weg oder ich.« Vielleicht nicht so ganz genau unsere letzten Worte und vielleicht auch nicht ganz genau die von Oscar Wilde. Aber die Botschaft ist eindeutig. Wenn es zu Ende geht, hat man sicherlich Wichtiges zu verkünden. Aber man will auch den letzten Lacher kassieren.

Gelächter dauert selten länger als ein paar Sekunden, schon klar. Aber die paar Sekunden gilt es zu genießen.

Bevor Harry und Craig mit dem Kuss beginnen, bekommen sie noch ein paar Quatschgeschenke überreicht.

Harrys Eltern geben den beiden eine halbe Wagenladung Binaca. Wir müssen lachen, als deutlich wird, dass keiner der zwei weiß, worum es sich handelt. Wie sollen wir es ihnen erklären? Dass in grauer Vorzeit Menschen eins von diesen schmalen Metallröhrchen herausholten und sich ein bisschen Binaca in den Mund spritzten, damit der Atem nach Pfefferminz roch? Ob man nun eine Fahne verdecken wollte oder ganz allgemein irgendeinen säuerlichen Geschmack, dieser zischende Strahl tat seine Wirkung. Es schmeckte total künstlich, und wenn man es benutzte, bevor man jemanden küssen wollte, war es immer besser, dass der andere ebenfalls eine Dosis nahm, damit man gemeinsam nach Chemie schmecken konnte. Aus dem Fundus unserer Trickkiste war Binaca eins der harmlosesten Elemente. Es amüsiert uns, es jetzt hier zu sehen, es amüsiert uns ebenso wie Mr und Mrs Ramirez. Nach der passenden Erklärung bedanken sich Harry und Craig bei ihnen, rühren das Spray aber nicht an. Stattdessen kauen sie Kaugummi.

Ihre Freundin Rachel hat eine Bettpfanne mit dem Gesicht eines für seine Talkshows berühmt-berüchtigten Radiomoderators verziert. Während des Kusses werden sie sie nicht benutzten können, aber vielleicht gleich danach. Smita präsentiert eine Tüte voller Valentinstagsherzen – außerhalb der Saison nicht ganz einfach aufzutreiben –, auf denen KÜSS MICH steht. Ein weiterer Freund, Mykal, hat sich auf einen anderen Feiertag eingeschossen und einen Mistelzweig (ebenfalls um diese

Zeit schwer zu finden) am Ende einer Angelrute befestigt, so dass er über ihnen baumelt, während sie sich küssen.

Schließlich ist Tariq an der Reihe. Er hat die Kameras aufgebaut, hat überprüft, ob alles seine Ordnung hat und die Lampen, die den Rasen erleuchten, auch Harry und Craig bescheinen, wenn es Nacht wird. Falls es mit dem Kuss klappt, wird sich niemand allein auf ihr Wort verlassen. Alles muss haargenau dokumentiert werden, darum hält Tariq eine Armee von Kameras und einen Verstärkungstrupp Batterien bereit. Der Kuss wird nicht nur aufgezeichnet, sondern auch in einem Live-Stream übertragen, damit niemand behaupten kann, er wäre ein Fake, oder man hätte eine Unterbrechung rausgeschnitten. Drei Lehrer der Highschool haben sich als Zeugen angeboten. Ms Luna, die Leiterin des Fachbereichs Mathematik, übernimmt die erste Schicht.

Doch vorher kommt Tariq noch mit seinen Geschenken.

Als Erstes schleppt er einen Seesack über den Rasen.

»Ist da eine Leiche drin?«, fragt Harry.

»Oder vielleicht bloß ein Kopf?«, schlägt Craig vor.

Sie liegen gar nicht mal so daneben. Grinsend holt Tariq eine Büste von Walt Whitman heraus, die einen Ehrenplatz bei dem Ereignis haben soll. Und dann rezitiert er aus gegebenem Anlass eins von Whitmans Gedichten:

Wir zwei Burschen hängen aneinander,
Einer lässt den andern nie allein,
Wir laufen die Straßen hinauf und hinab, machen Ausflüge nach Norden und Süden,
Freuen uns an Kraft, strecken die Ellbogen, ergreifen die Finger,
Umarmt und furchtlos, essen, trinken, schlafen, lieben wir,
Haben kein Gesetz außer uns selbst, segeln, dienen als Soldat, stehlen, drohen,
Alarmieren Knauser, Knechte, Priester, atmen Luft, trinken Wasser, tanzen auf dem Rasen oder am Meeresstrand,
Stellen Städte auf den Kopf, verspotten Bequemlichkeit, verhöhnen Gesetze, verjagen Schwäche,
Vollführen unsern Raubzug.

Alle klatschen Beifall.

Dann rückt Tariq mit seinem zweiten Geschenk heraus – ein iPod mit exakt zweiunddreißig Stunden, zwölf Minuten und zehn Sekunden Musik darauf, die Songs mit der gleichen Sorgfalt ausgesucht und aneinandergereiht, die ein DJ darauf verwenden würde. Es sind sämtliche Lieblingssongs von Harry und Craig dabei sowie Hunderte weitere, »gestiftet« von Freunden.

»Sagt mir einfach, wann ich auf *Play* drücken soll«, sagt Tariq.

Sie sind fast so weit.

In einem anderen Ort desselben Bundesstaats wird Cooper klar, dass ein voller Tank nur eins seiner Probleme löst, und zudem ein eher geringes.

Er hält auf dem Parkplatz eines Supermarkts, zieht sein Handy heraus und betrachtet die Namen unter »Kontakte«. Genauso kommen sie ihm vor – wie Kontakte. Leute, mit denen er Kontakt hat. In der Klasse. In den Fluren oder beim Mittagessen. Nicht wie Freunde. Nicht wenn wirklich mit jemandem befreundet zu sein heißt, dass man ihm nichts vormacht. Er hat allen etwas vorgemacht. Gibt es Personen darunter, die ihn aufnehmen würden, wenn er fragt, ob er vorbeikommen kann? Klar. Gäbe es vielleicht sogar welche, die sich anhören würden, was passiert ist, und sich Gedanken um ihn machen würden? Möglich. Aber wenn er versucht, die Szene mit einem von ihnen in Gedanken durchzuspielen, fällt alles in sich zusammen. Es hilft ihm nicht weiter. Es zieht bloß Außenstehende in etwas rein, was grundsätzlich seine Bürde ist, ganz allein seine.

Also schließt er die Kontakte. Öffnet eine App. Entscheidet sich, stattdessen mit Fremden zu reden.

Außerdem hat er zehn Nachrichten auf seinem Handy. Er würdigt sie keines Blickes.

Avery erreicht Kindling, und seine Nervosität schwillt an. Er hat Ryan noch genau in Erinnerung, aber eigentlich weiß er nicht besonders viel über ihn. Und wenn die letzte Nacht nun ein Irrtum war – wenn im gewöhnlichen Tageslicht eines gewöhnlichen Tages das Hochgefühl verfliegt?

Wir nannten das *Hoffnungzerstarren*. Die Furcht, dass nachts alles rosarot erscheint und sich am Morgen erweist, dass nichts von dem, was du erhofft hast, tatsächlich passiert ist, dass dein Herz sich selbst überholt hat. Und seien wir ehrlich, oft genug stimmte das ja auch – die Macht der Einsamkeit war groß, und sie ließ uns ins Schwanken geraten. Oder die Euphorie der Heliumstunden war stark genug, um uns in den siebten Himmel schweben zu lassen. Tags darauf war der Zuckerflash abgeklungen, und es gab nicht mehr viel zu sagen.

Aber manchmal – manchmal war sie da. War die Magie, die wir erschaffen hatten, immer noch da. Vielleicht wurde sie bei Tageslicht sogar noch größer. Und da sie zu unserem Tag gehören konnte, hieß das, sie konnte auch zu unserem Leben gehören. Und wenn diese Magie zu unserem Leben gehören konnte, war sie das Risiko und den Aufwand wert.

Wir haben das schon so oft erlebt, Avery dagegen kennt dieses Gefühl bisher nicht. Er weiß noch nicht, dass der Zweifel sich um die gespannte Erwartung herumdrückt, wie Bienen Blumen umsummen. Der Trick ist, sich vom Zweifel nicht so weit einschüchtern zu lassen, dass man sich zurückzieht. Zweifel ist ein akzeptables Risiko für das Glück.

Wir zählen die Minuten, bis Avery bei Ryan vorfährt. Wir zählen die Sekunden, bis Ryan die Tür aufmacht und nach draußen tritt. Denn wir wissen, dass lebendige Gegenwart das beste Mittel gegen Zweifel ist. Entfernung lässt die Magie naturgemäß verblassen. Aber Nähe – tja, wenn sie sich einstellt, dann stärkt sie die Magie.

Der blauhaarige Junge geht auf den pinkhaarigen Jungen zu und lächelt. Der pinkhaarige Junge steigt aus dem Auto und sieht, dass der blauhaarige Junge ihn schon erwartet. Sie begrüßen sich, stehen einen Moment unschlüssig und unbeholfen da. Dann behelfen sie sich mit einer Willkommensumarmung, einer *Wieder-zusammen*-Umarmung, einer *Das-hat-etwas-zu-bedeuten*-Umarmung.

Es braucht keine gespannte Erwartung mehr – der Moment ist da.

Harry und Craig haben für die kommenden zweiunddreißig Stunden, zwölf Minuten und zehn Sekunden ein letztes Mal die Toilette aufgesucht. Die Kameras sind bereit. Ms Luna hält eine Stoppuhr in der Hand. Es sind noch weitere Freunde gekommen. Harrys Eltern sehen zu den beiden hin und heben den Daumen.

Es ist Zeit.

Harry beugt sich zu Craig und flüstert ihm ins Ohr: »Ich liebe dich.«

Craig beugt sich zu Harry und flüstert ihm ins Ohr: »Ich dich auch.«

Niemand außer uns hört sie.

Dann ist es so weit. Monatelange Vorbereitungen, wochenlanges Üben und jahrelanges Leben haben zu diesem Augenblick geführt.

Sie küssen sich.

Harry hat Craig schon so oft geküsst, aber dieser hier ist anders als alle Küsse zuvor. Zuerst waren da die aufgekratzten Küsse beim Date, die Küsse, die Zuneigung deutlich machten, die zugleich Beweis und Motor des Verlangens waren. Dann die gewichtigeren Küsse, die

Es-wird-ernst-Küsse, gefolgt von den Beziehungsküssen – das ganze Sortiment, manchmal heftig, manchmal zurückhaltend, manchmal verspielt, manchmal verwirrt. Küsse, die zum Rummachen führten, und Küsse, die zur Verabschiedung führten. Küsse, die Territorium markierten, Küsse, die nur für sie zwei gedacht waren, Küsse, die Stunden dauerten und Küsse, die vorbei waren, bevor sie richtig begonnen hatten. Küsse, die sagten: *Ich kenne dich.* Küsse, die flehten: *Komm zu mir zurück.* Küsse, die schon wussten, dass sie nicht funktionierten. Oder zumindest Harrys Küsse wussten es. Craigs Küsse glaubten weiter daran. Also musste das Küssen ein Ende haben. Harry musste es Craig sagen. Und es war schlimm, aber nicht so schlimm, wie er gefürchtet hatte. Ihre Freundschaft war stark genug, um das Verschwinden der Küsse zu überstehen. Anfangs geriet sie natürlich aus dem Gleichgewicht – ihre Körper wussten nicht, was sie tun sollten, die magnetische Anziehung, sich zu küssen, war noch da. Denn auch wenn der Verstand der Romanze ein Ende setzt, braucht der Körper manchmal eine Weile, bis die Botschaft bei ihm angekommen ist. Aber sie standen das durch und hörten nie auf, einander zu umarmen, blieben immer miteinander in Kontakt. Und dann hatte Craig diese Idee, und Harry wollte mitmachen. Als sie wieder begannen, sich zu küssen, war genug Zeit vergangen, die Spannung war fort, und an ihre Stelle trat so etwas Ähnliches wie ein gemeinsames Bauwerk. Sie küssten sich zu einem bestimmten Zweck, aber nicht um ihrer selbst, sondern um des Kusses willen. Sie setzten den Kuss nicht ein, um ihre Liebe am Leben zu erhalten, vielmehr setzten sie ihre Freundschaft ein, um den Kuss am Leben zu erhalten. Erst für ein paar Minuten. Dann für Stunden. Das Schwerste an stundenlangem Küssen ist wach zu bleiben. Sich zu konzentrieren. Mit jemandem verbunden zu sein und sich zugleich vollkommen in sich selbst zurückzuziehen. Denn wenn du jemanden küsst, siehst du ihn dabei nicht richtig. Der andere verschwimmt. Du vergewisserst dich seiner durch Berührungen, sprichst mit ihm durch deinen Atem.

Nach vielen Versuchen fanden sie zu ihrem Rhythmus. Eines Sonntags schafften sie ganze zehn Stunden. Weiter hatten sie es bisher nicht gebracht. Und jetzt waren sie hier und wollten es mehr als dreimal so lange durchhalten. Das alles, um etwas zu beweisen. Vielleicht liegt es an all den Stunden, vielleicht auch an der Botschaft, die dahintersteht, dass für Harry dieser Kuss viel intensiver ist als gedacht. Ihre Lippen treffen sich, und Harry spürt einen Energieschub. Er speist sich nicht so sehr aus der Vergangenheit, entsteht vielmehr jetzt, in der Gegenwart. Sie hatten es nicht so geplant, doch nun legt er Craig den Arm um die Taille, zieht ihn ein bisschen näher zu sich hin, küsst ihn ein bisschen inniger als bei den Proben. Das Grüppchen Zuschauer jubelt ihnen zu, und Harry spürt, dass Craig lächelt. Er spürt es in Craigs Atem, in seinen Lippen, in seinem Körper. Harry möchte das Lächeln erwidern, doch ihn erfasst etwas, das tiefer geht als ein Lächeln, etwas Gewaltiges, Sprachloses, das seine Lunge und seinen Kopf ausfüllt. Er hat keine Ahnung, wohinein er da geraten ist oder was das alles zu bedeuten hat. Er glaubte, er wüsste Bescheid. Er hat es so oft durchdacht. Aber was nützt alle Abstraktion, wenn es um einen Kuss geht? Wozu das ganze Planen? Harry küsst Craig und spürt etwas, das größer ist als sie beide, etwas, das über den Kuss hinausreicht. Er greift nicht danach – noch nicht. Aber er weiß, dass es da ist. Und damit wird dieser Kuss anders als all ihre anderen Küsse zuvor. Das weiß er sofort.

Craig ist immer noch aufgewühlt, weil Harry ihm *Ich liebe dich* zugeflüstert hat. Daran muss er denken, als der Kuss beginnt.

Tariq überprüft, ob alle Kameras und Computer richtig laufen und es mit dem Live-Stream funktioniert.

Im Augenblick ist er online der einzige Zuschauer.

Wir machen es uns bequem. Wir sehen zu.

Ryan bittet Avery nicht ins Haus, und Avery fragt nicht nach dem Grund.

»Und, wo soll's hingehen?«, fragt Avery, als sie beide ordentlich angeschnallt sind. »Was ist das Beste, das Kindling zu bieten hat?«

Ryan ist hin- und hergerissen. Eigentlich wäre das Kindling Café bei weitem das Beste, was Kindling zu bieten hat. Aber genau aus diesem Grund wird heute die halbe Schule da herumhängen und das WLAN nutzen. Wenn er mit Avery dorthin geht, wird es ein Gruppending, und darauf hat er keine Lust – noch nicht.

Ansonsten gibt es nur noch ein Ziel, das sich lohnt.

»Der Fluss«, sagt er zu Avery. »Wie fändest du es, zum Fluss zu fahren?«

»Das fände ich eine Superidee«, erwidert Avery.

Exakt das, was Ryan hören will.

An der Art und Weise, wie wir gestorben sind, war vieles grauenhaft – vor allem, dass uns die Draußen-Welt genommen und wir in die Drinnen-Welt verbannt wurden. Auf jeden von uns, der friedlich auf einem Liegestuhl sterben durfte, die Decke bis zum Kinn hochgezogen, Wind im Haar und wärmende Sonne im Gesicht, kamen Hunderte, deren letzte Blicke auf eine Welt aus weißen Wänden und metallenen Apparaturen fielen, auf einen Witz von Fenster, auf unpassende Blumen in einer Vase, gewählte Vertreter der Wildnis, die wir verloren hatten. Unsere letzten Atemzüge in klimatisierter Luft. Wir starben unter Zimmerdecken.

Entweder die Tapete muss weg oder ich.

Darum sind wir jetzt dankbarer für Flüsse, dankbarer für den Himmel.

Avery stellt sich vor, dass sie einfach am Fluss sitzen und reden. Doch Ryan hat hochfliegendere Pläne; er ruft seine Tante an und fragt, ob sie bei ihr parken und sich das Kanu ausleihen können. »Klar«, sagt sie. Statt also bloß zum Fluss zu fahren, fahren sie direkt hinein. Das Boot hat Platz genug für zwei – einer vorne, einer hinten. Die Strömung ist nicht allzu stark und der Abstand zwischen den Ufern nicht allzu breit. Sie fahren flussaufwärts, ohne viel zu reden – nur die eine oder andere Bemerkung zu den Häusern, an denen sie vorbeiziehen, und zu den Wolkengebilden über ihnen. Dann gelangen sie zu einem vor sich hin murmelnden Abschnitt, einer seichten Einbuchtung.

»Da«, sagt Ryan. »Ein Platz zum Rumdümpeln.«

Sie legen ihre Paddel weg, und Ryan dreht sich zu Avery um.

»Hi«, sagt er.

»Hi«, gibt Avery zurück.

»Ich hätte ja auch Angelzeug mitgenommen, aber ich finde es so – so gemein für die Fische.«

»Ich bin Vegetarier.«

»Ich auch.«

Ein Lächeln. »Das war so klar.«

Avery beugt sich leicht vor und hält die gespreizten Finger ins Wasser. Es fühlt sich gut an, eine Strömung zu erzeugen, wenn auch nur eine ganz geringe. Die Luft ist leicht, das Wasser ist ruhig, die Bäume neigen sich vom Ufer herab und lauschen den winzigen Wellen. Das Boot schwankt sanft.

»Und, wie geht deine Geschichte?«, fragt Ryan.

Avery, die Hand immer noch im Wasser, sieht zu ihm hin. »Meine Geschichte?«

»Ja. Jeder hat doch mindestens eine.«

Einen unbehaglichen Augenblick lang hat Avery

Sorge, Ryan könnte ihn für einen Mutanten halten, für eine Witzfigur, und dass er damit rausrücken soll. Aber dann sagt ihm Ryans Gesichtsausdruck, nein, darum geht es nicht. Ryan will ein Gespräch gestalten, eins mit Inhalt und Bedeutung. Und was ist schon bedeutungsvoller als die Geschichte eines Menschen?

»Wenn du willst, mache ich den Anfang«, bietet Ryan an.

»Klar«, sagt Avery. »Fang du an.« So fühlt er sich ein bisschen sicherer. Er weiß nicht, wie er *eine* Geschichte erzählen soll, ohne *die* Geschichte zu erzählen, und er will wissen, ob Ryan mit seiner Frage wirklich auf etwas so Großes abgezielt hat.

»Okay«, sagt Ryan. »Also dann.« Er holt hinreißend nervös Luft und legt beim Ausatmen mit seiner Geschichte los: Fast seine gesamte Familie ist hier geboren und auch immer hier geblieben. Sein Vater war die große Ausnahme. Er ging weg, als Ryan drei war, und danach saß seine Mutter mit Ryan ungefähr fünf Jahre in der Patsche, bis sie seinen Stiefvater Don kennenlernte. Für einen Stiefvater ist er gar nicht mal so übel, aber auch nicht so, wie Ryan es sich gewünscht hätte. Er hat sehr altmodische Ansichten darüber, was sich für Männer und was sich für Frauen gehört. Ryans Mutter hat kein Problem damit – es gefällt ihr, dass er der Herr im Haus ist. Ryan findet es nicht ganz so okay. Sie haben zwei

Kinder miteinander, Ryans Halbschwestern Dina und Sharon.

»Dina ist echt lieb«, sagt Ryan, »und Sharon wird mal ein richtiges Monster. Sie ist zwar erst acht, aber man sieht es jetzt schon. Wenn sie ihren Willen nicht kriegt, muss die Welt teuer dafür bezahlen, verstehst du?«

Avery nickt, und Ryan redet weiter. »Tja, also, so viel zum Hintergrund. Ich bin hier aufgewachsen und hab manchmal Stress mit meinen Eltern. Meine Tante Caitlin rettet mir Tag für Tag das Leben. Okay, das ist übertrieben. Woche für Woche. Sie hat mich direkt darauf angesprochen, dass ich schwul bin. Meine Mutter hat es nicht gemerkt, weil sie zu sehr mit sich beschäftigt war, und Don wollte es nicht sehen und hat deshalb die Augen davor verschlossen. Caitlin hat gewartet, bis ich so weit war. Ich hatte erst mal anderes im Kopf – Don, dann meine Schwestern, und meinen Platz in Kindling zu finden. U-12-Liga und so weiter. Aber mit der Zeit wurde mir klar, wen ich anstarrte, und das waren nun einmal keine Mädchen. Das hat mich echt kirre gemacht. Und dann habe ich es mit Mädchen versucht. Ehrlich.«

»Und, wie war das für dich?«, fragt Avery mit einer Spur Ironie in der Stimme.

Ryan seufzt gespielt. »Also ... ich bin fast ein Jahr lang mit Tammy Goodwin gegangen, in der Vierten. Das war eine todernste Sache. Ich meine, wir haben uns am Valentinstag Plüschtiere geschenkt. Für die vierte Klasse ist das so gut wie verheiratet, oder? In der Highschool wusste ich endlich, woran ich mit mir war. Ich hab mit Caitlin darüber geredet, und es hat sie kein bisschen umgehauen. Sie ist mit mir hier rausgefahren, mit diesem Kanu, und wir haben über alles geredet. Sie ist gar nicht so viel älter als ich – knapp dreißig – und hat mit Typen bisher ähnlich viel Glück gehabt wie ich. Sie hat mich dazu überredet, mich nicht zu verstecken. Sie meinte, dass das nie funktionieren würde. Sie hat auch gesagt, mein Dad hätte sich so viel und so lange versteckt, dass er hier einfach nicht glücklich werden konnte. Er ist nicht schwul – falls das jetzt so klingt. Ist er nicht. Aber er wollte nicht hierbleiben, hat es nie gewollt. Er war bloß nicht stark genug, um es meiner Mom zu sagen, und dann war es schon viel zu spät.«

Ryan erklärt, dass er nicht viel von seinem Vater hört. Nur hier und da ein Anruf. Einmal hat Ryan ihn in Kalifornien besucht, und das war ein Reinfall. Ryan war damals zwölf, aber sein Vater hatte Pläne für einen Siebenjährigen geschmiedet. »Er hat sich echt Mühe gegeben, aber auf die falsche Art. Er dachte, Disneyland würde alles besser machen, verstehst du? Wir hatten uns schon ziemlich bald nichts mehr zu sagen. Ich habe ihm eine Mail geschrieben, als ich mich bei allen geoutet habe, und er hat mit am besten reagiert. Er sagte, ich solle genau das tun, was ich tun will. Aber dann denke ich wieder, dass es ihm leicht gefallen ist, sein Okay zu geben, weil er mich schon vor langer Zeit abgeschrieben hat. Ich meine, er steckt nicht so mit drin wie alle anderen.«

Ryan hält inne, plötzlich befangen, als er aus der Geschichte aussteigt. »O Mann«, sagt er, »ich rede zu viel.«

»Nein«, sagt Avery. »Erzähl weiter. Wie haben die anderen reagiert?«

»Ach, na ja. Mom hat geweint. Ziemlich viel. Don war sauer. Nicht direkt auf mich, sondern auf den Hersteller, der ihm einen defekten Stiefsohn geliefert hat. Meine Schwestern hatten kein Problem damit. Und die meisten meiner Freunde auch nicht. Okay, ein paar sind anfangs ein bisschen ins Schleudern gekommen – manche von den Jungs haben sich wohl gefragt, ob ich heimlich in sie verliebt wäre. Was nur in einem Fall zutraf, aber das führte zu nichts. Die Mädchen waren im Großen und Ganzen cool, selbst die religiösen. Wieder mit einer Ausnahme. Dann kamen die unvermeidlichen Gerüchte auf, und für mich gab es nur eine Wahl, nämlich sie zu bestätigen, also habe ich mir die Haare gefärbt, LGBT-Buttons an meine Schultasche gesteckt und verbreitet, dass ich einen Schwulen-Hetero-Verbund gründen wollte. Die Arschlöcher in der Schule reagierten, dreimal darfst du raten, wie Arschlöcher. Aber es gab noch ein paar andere Schwule, und wir haben uns zusammengerottet. Ich war mit einem Typen namens Norris zusammen, ungefähr zwei Sekunden lang, dann wurde uns klar, dass wir nichts weiter gemeinsam hatten, als dass wir schwul sind. Unser Berater vom SHV, Mr Coolidge, ist supercool und hat eine Menge auf die Beine gestellt, unter anderem auch den Ball gestern Abend. Das war seine Idee. Ein Schwulenball. Wir haben alle SHVs in der Gegend darüber informiert. Bist du dadurch auf die Veranstaltung gestoßen?«

»Ein Freund hat mir den Link zu der Einladung auf Facebook geschickt«, sagt Avery. »Unser SHV ist irgendwie ziemlich lahm.«

»Na, egal was dich hergebracht hat, ich find's schön, dass du gekommen bist. Das ist dann wohl das neueste Kapitel in meiner Geschichte, oder?«

Avery empfindet es als eine Art Verantwortung, zur Geschichte von jemand anderem zu gehören. Er weiß, dass Ryan es eher scherzhaft gesagt hat, nicht mit gewichtigem Unterton. Ryan will damit ausdrücken, dass er mit seiner Geschichte durch ist und Avery jetzt mit seiner anfangen kann. Avery ist sich nicht sicher, ob Ryan schon zu seiner Geschichte gehört; das könnte daran liegen, dass seinem Gefühl nach jemand erst dann richtig zu seiner Geschichte gehören kann, wenn er oder sie davon hört und es akzeptiert.

Sie treiben auf dem Wasser dahin – nur ganz leicht, ein sanfter Sog. Avery driftet in Gedanken zu einem Punkt aus Ryans Geschichte, zu einem kleinen Vergleich. Als er aus dem Gedanken wieder auftaucht, spürt er Ryans Blick und seine Erwartung, was er wohl als nächstes sagen wird.

»Ich musste nur gerade an dich und deine Tante in dem Kanu hier denken«, erklärt Avery. »Das muss superschön gewesen sein, hier miteinander zu reden. Bei mir ist es immer Kriegsrat am Küchentisch. Wir gegen die Welt. Sich einen Plan ausdenken.«

»Das klingt stressig.«

»Schon, aber wenigstens sind bei mir zu Hause alle auf meiner Seite. Ich weiß, dass ich damit ein Riesenglück habe. Und andererseits auch wieder nicht.«

»Wieso?«, fragt Ryan.

Und das ist der Punkt. Jetzt muss Avery sich entscheiden, wie viel er erzählt, wie weit er Ryan die Tür öffnet. Wie alle anderen auch betrachtet Avery sein Innenleben als einen furchterregenden, vollgestopften Ort voller Abgründe. Jemandem die beste, sauberste Ausgabe seiner selbst zu präsentieren, ist etwas gänzlich anderes, als ihm dein tieferes, zerklüfteteres Ich zu zeigen.

Hier, im hellen Tageslicht, merkt Ryan da schon etwas? Weiß er schon Bescheid? Falls ja, scheint es ihm nichts auszumachen. Vielleicht spricht aus Avery aber auch eher die Hoffnung.

Schluss jetzt, denkt Avery. *Rede einfach mit ihm.*

Wenn man die Wahrheit sagen will, ist der erste Satz immer der schwerste. Jeder von uns hatte schon mal solch einen ersten Satz vor sich, und die meisten fanden die Kraft, ihn laut auszusprechen, vor jemandem, dem es zustand, ihn zu hören. Was wir hofften – und feststellten: Der zweite Satz der Wahrheit ist einfacher als der erste, und der dritte ist sogar noch einfacher. Mit einem Mal sprudelt die Wahrheit in ganzen Absätzen und Seiten aus einem heraus. Die Furcht und die Nervosität sind noch da, aber zu ihnen gesellt sich ein neues Vertrauen. Bisher war der erste Satz für dich ein Schloss. Und jetzt merkst du, dass er der Schlüssel ist.

»Ich bin als Junge im Körper eines Mädchens geboren worden.« Avery hält inne, wartet auf Ryans Reaktion. Die besteht in Überraschung. Seine Augen werden eine Spur größer – und dann zu schmalen Schlitzen, aus denen er

Avery lange betrachtet, sich ein Bild macht. Avery fühlt sich wie eine Figur in einem Schaukasten.

Vielleicht wartet Ryan aber auch nur auf den nächsten Satz. »Erzähl weiter«, sagt er. Sein Tonfall ist ermutigend.

»Ich glaube, es war allen von Anfang an klar. Und meine Eltern sind sehr ... liberal, würde ich sagen. Eher hippiemäßig. Darum haben sie sich echt bemüht, mir das Gefühl zu geben, ich wäre normal. Oder zumindest, dass ich etwas ganz Normales durchmache. Mittlerweile weiß ich, was für ein Druck das war, und wie viel einfacher es für uns alle gewesen wäre, wenn ich nicht als Mädchen auf die Welt gekommen wäre. Aber sie haben mich nie dazu gebracht auszurasten. Alle anderen schon. Na ja, nicht alle. Manche haben cool reagiert. Aber einige auch nicht. Ich bin viel zu Hause unterrichtet worden, und wir sind oft umgezogen, auf der Suche nach den richtigen Ärzten. Zum Schluss haben wir sie dann gefunden, und ich habe andere Mitglieder meines Stamms kennengelernt. Meistens online. Aber meine Eltern und ich gehen auch zu Treffen. Sie haben mich früh auf Hormone gesetzt, damit ich nicht die falsche Pubertät durchlaufe. Ist das schon zu viel Information? Die ganzen Details willst du sicher nicht hören.«

Ryan beugt sich zu Avery hin und bringt das Boot ins Schwanken. Avery hält sich am Rand fest, und Ryan legt seine Hand auf die von Avery.

»Erzähl mir, was immer du erzählen willst«, sagt er.

Avery schaudert und spürt, wie das Schaudern das Boot und das Wasser durchläuft, bis das Wasser sich wieder beruhigt und auch seine Nerven sich so weit beruhigen, dass er weiterreden kann. Es ist zu viel, zu früh, aber jetzt kann er sich nicht mehr stoppen. Er redet von Hormonen und den Operationen, die schon stattgefunden haben und noch stattfinden werden, und die ganze Zeit geht ihm eigentlich nur die Frage durch den Kopf, ob Ryan ihn als Mädchen oder als Jungen betrachtet. Ist Avery jetzt, wo Ryan Bescheid weiß, in seinen Augen immer noch ein Junge?

Ryan wählt seine nächsten Worte mit Sorgfalt – tatsächlich hat er sie abgewogen, in Gedanken ausprobiert, noch während Avery redete. Wir machen ihm daraus keinen Vorwurf. Wir wissen, dass es manchmal schwer ist, von jemandem die Wahrheit zu erfahren. Nicht so schwer, wie sie auszusprechen, aber doch schwer, wenn es einem nicht egal ist, wie die eigene Antwort aufgenommen wird.

Schließlich sagt er: »Was immer dich zu dem Menschen macht, der du bist – es gefällt mir.« So etwas hätte seine Tante Caitlin damals zu ihm sagen können, als er sich über sich selbst klar wurde. Und dann, um zu zeigen, dass Averys Geschichte damit für ihn noch nicht beendet ist, fragt er: »Hast du Geschwister?«

Das Gespräch geht weiter, und wir überlassen die beiden ihrer Unterhaltung. Wir beobachten aus der Ferne, wie das Boot fast eine Meile weit dahintreibt, ohne dass sie es richtig wahrnehmen.

Man kann Worte schenken, aber nicht wegnehmen. Und wenn Worte geschenkt und empfangen werden, dann sind sie etwas Gemeinsames. Wir erinnern uns, wie das war. Worte, so real, dass sie fast greifbar schienen. Es gibt Gespräche, die im Gedächtnis bleiben, sicherlich. Aber stärker noch sind die Empfindungen bei solchen Gesprächen. An die werdet ihr euch erinnern, auch wenn der genaue Wortlaut nach und nach verschwimmt. Wie du etwas geschenkt und empfangen hast. Wie nah du dich dem anderen gefühlt hast, wie eindrücklich diese Nähe war. Die Worte miteinander zu teilen wird so wichtig wie die Worte selbst. Die Empfindung bleibt dir, verbindet dich mit der Welt.

Es war Craigs Idee, sich so zu küssen. Eine halbe Stunde nach dem Start ist ihm immer noch unklar, was er sich dabei gedacht hat.

Das Projekt hat viele Wurzeln. Eine davon reicht tief hinunter und schlägt eine direkte Verbindung zu seiner Kindheit, in der er stundenlang über dem *Guinness-Buch der Rekorde* gebrütet und davon geträumt hat, eines Tages selbst darin verzeichnet zu sein. Je schräger der Rekord, desto besser – die größte Kirschtarte der Welt, oder der Mann mit den meisten Nägeln im Mund. Als Kind hat er das Kapitel *Küsse* wahrscheinlich übersprungen: zu eklig.

Die am nächsten liegende Wurzel führt dorthin, wo Tariq steht, mit seinen Kameras und Monitoren, die alle per Verlängerungsschnüren an Steckdosen in der Highschool angeschlossen sind. Vor dem Angriff auf Tariq waren Craig und Harry nicht direkt mit ihm befreundet. Sie hatten sich zwar alle geoutet, bewegten sich aber in unterschiedlichen Kreisen. Doch als Craig und Harry hörten, was passiert war und dass er im Krankenhaus lag, verflüchtigte sich ihr Abstand zu ihm. Craig denkt an den Tag, als sie Tariq bei ihm zu Hause besucht haben, sein Körper übersät mit hässlichen Blutergüssen, sein übliches Lächeln vom Schmerz weggewischt. Craig hatte geweint, dort bei Tariq im Wohnzimmer hatte er geweint und sich deswegen grauenhaft gefühlt. Tariq sagte zu ihm, es sei okay, alles sei okay, sie hätten ihn schließlich nicht umgebracht. Rippen heilen. Blutergüsse verschwinden. Aber Craig konnte nicht aufhören zu weinen – nicht nur, weil Tariq verletzt war, sondern weil es ihm so sinnlos erschien, so durch und durch falsch. Harry versuchte ihn zu trösten, und Tariq redete weiter beruhigend auf ihn ein, und Craig wollte *Zorn* spüren, rasende Wut, doch stattdessen erfüllte ihn Traurigkeit, eine gewaltige, hilflose Traurigkeit. Schließlich fing er sich wieder – hörte auf zu weinen, ließ Tariq erzählen, was er ihnen erzählen wollte. Aber in den kommenden Wochen wollte die Traurigkeit nicht weichen. In der Schule konnte er sich davon ablenken, und vor Harry und Tariq konnte er sie verbergen. Aber bei sich zu Hause überflutete sie ihn förmlich. Weil seine Familie nichts wusste und nichts wissen durfte. Sie würden ihn nicht windelweich prügeln, ihm nicht die Rippen brechen, das wusste er. Aber sie hätten andere Methoden, ihn zu brechen – durch Schweigen, Enttäuschung, Missbilligung. Sein Vater würde nie akzeptieren, wer er war. Niemals. Und seine Mutter würde ihm beipflichten. Sie hatten ihre Überzeugungen, und die waren stärker als alle Überzeugung in ihn. Vielleicht war das die Quelle, aus der seine Traurigkeit sich speiste.

Er wusste, wie es war, darin zu ertrinken – zu spüren, wie die Traurigkeit hochsteigt bis zum Hals, zum Mund, zu den Augen. Lange Zeit dachte er, ein Dämon säße auf seinen Schultern und drücke ihn nieder, damit er schneller ertränke. Der Dämon mochte Jungs, wollte nichts lieber als einen Jungen küssen. Craig wurde ihn nicht los, so sehr er es sich auch wünschte, was immer er Gott auch gelobte. Dann traf er Harry, und der Dämon entpuppte sich als Freund. Er hielt Craig die Hand hin, zog ihn empor. Craig tauchte japsend aus der Traurigkeit auf – und baute dann einen Damm, um sie sich vom Leib zu halten. Vor Harry ließ er sich ebenso wenig davon anmerken wie vor seinen Eltern. Der Damm musste fest verschlossen in seinem Innern bleiben. Als Harry mit ihm Schluss machte, brach der Damm. Craig war wieder dem Ertrinken nahe, auch wenn er Harry und ihren Freunden gegenüber tat, als könne er schwimmen. Smita behielt ihn scharf im Blick und Harry auf seine Weise ebenfalls. Ihre Freundschaft half ihm, den Damm wieder zu errichten. Er hatte immer noch zwei Leben – das zu Hause und das außer Haus –, aber daran war er fast schon gewöhnt. Es war alles unter Kontrolle. Bis er Tariq nach dem Angriff sah und sein Herz ihm sagte, dass dies seine Zukunft sei, dass diesmal die Dämonen so böse seien, wie er befürchtet hatte, und dass sie gewinnen würden.

Er hasste dieses Gefühl. Hasste es, sich hilflos zu fühlen. Was konnte er tun? Wie konnte er sich behaupten? Rache war keine Lösung. Er würde die Typen, die Tariq so zugerichtet hatten, nicht aufspüren und sie bestrafen. Aber es musste eine Möglichkeit geben, der Welt zu zeigen, dass er ein Mensch war, gleich wie alle anderen Menschen.

Er dachte an Protestaktionen. An irgendeine Geste. Damit die Welt hinsah. Dann dachte er an Weltrekorde und kam auf die Idee mit dem Kuss.

Von den Regeln her sprach nichts dagegen. Für das *Guinness-Buch der Rekorde* war ein Kuss ein Kuss, egal wer ihn ausführte. Wichtig war nur, dass die beiden Beteiligten die ganze Zeit standen, es keine Unterbrechungen gab und die Lippen sich keine Sekunde voneinander lösten.

Der Haken bestand darin, dass Craig es nicht allein durchziehen konnte, und die einzige Person, die für ihn dafür in Frage kam, war Harry.

Harry zögerte keine Sekunde. Er fand die Idee super. Und als Craig und Harry Tariq davon erzählten, schien es auch ihm ein wenig dabei zu helfen, nicht in den Fluten zu ertrinken. Harry war ein Träumer und kein Planer, darum blieb es an Craig, Smita und Tariq hängen, die logistischen Details auszuarbeiten. Craig war sich sicher, dass sie das eine oder andere vergessen hatten, und doch – hier waren sie nun. War er nun. Und küsste Harry. Smita hatte gnadenlos gestichelt – *Es muss doch weniger ausgefallene Methoden geben, um deinen Ex dazu zu bringen, dich wieder zu küssen.* Aber darum ging es nicht. Zumindest bestand Craig vor sich selbst darauf. Er hatte Harry gewählt, weil sie beide gleich groß waren (keine überdehnten Hälse), weil er und seine Eltern auf seiner Seite waren, weil er die Sache ernst nahm, weil sie sich körperlich und gedanklich in einer Weise darauf vorbereiteten, wie es nur zwei Menschen tun können, die sich sehr nahe sind. Harrys Lippen sind Craig so vertraut. Er kennt sie in- und auswendig. Und trotzdem war es jedes Mal, wenn sie zusammenkamen, ein bisschen anders, jedes Mal ein bisschen aufregend. Diese Lippen. Harrys Arme, um ihn gelegt. Ihr gemeinsames Gleichgewicht. Craig könnte sich darin verlieren, wenn es nicht gälte, das noch einunddreißig Stunden weiter durchzuhalten – wenn keiner zusähe, wenn es nur um ihn und Harry und nicht um ihn, Harry und die Welt ginge. »Sieh es nicht so, dass du ihn küsst«, sagte Smita. »Sieh es lieber so, dass ihr zweiunddreißig Stunden dasteht und die Lippen aufeinanderpresst.« Aber wie kann er es nicht als einen Kuss ansehen? Er erinnert sich daran, wie Harry ihn das erste Mal geküsst hat, sich im Kino beim Abspann zu ihm hingedreht hat. Die Überraschung. Die willkommene Überraschung. Die ganze Welt schrumpfte zu dieser einen Schnittmenge aus Haut und Atem zusammen. Und dehnte sich dann wieder aus, größer als zuvor. Ein atemlos machender Kuss. Sein Körper erinnert sich daran. Selbst jetzt noch. Trotz allem. Sie haben

Signale vereinbart – für Wasser, fürs Telefonieren, dafür, gedrückt zu werden oder das Ganze abzublasen. Aber es gibt kein Signal für das, was Craig empfindet. Dazu müsste seine Hand ein Fragezeichen bilden. Er sieht Harry in die Augen und fragt sich, was er denkt. Harry erwidert den Blick, und Craig spürt sein Lächeln. Aber er weiß immer noch nicht, was es zu bedeuten hat oder was all das hier eigentlich zu bedeuten hat, außer, dass es geschieht.

Weniger als hundert Leute schauen ihnen online zu – fast alle Freunde von Harry und Craig, die zu faul oder zu fett sind, um persönlich zu erscheinen. Ein paar von ihnen schicken anderen Freunden den Link. *Das musst du dir ansehen*, schreiben sie. Einige weitere schalten sich zu.

Zwei Jungs, die sich küssen. Ihr wisst, was das bedeutet.

Für uns war es solch eine heimliche Geste. Heimlich, weil wir Angst hatten. Weil wir uns schämten. Weil es eine Geschichte war, die niemand erzählte.

Aber welche Kraft darin steckte. Ob wir es nun bemäntelten mit *Du bist der Junge und ich bin das Mädchen* oder ob wir es trotzig beim Namen nannten, wenn wir uns küssten, immer wussten wir, wie mächtig es war. Unsere Küsse waren erderschütternd. Wenn die Falschen es sahen, konnten sie uns vernichten. Wenn die Richtigen daran Anteil nahmen, hatten sie die Macht der Bekräftigung, die Stärke der Bestimmung.

Wenn ihr genügend Schränke zusammenbringt, habt ihr Platz für ein Zimmer. Wenn ihr genügend Zimmer zusammenbringt, habt ihr Platz für ein Haus. Wenn ihr genügend Häuser zusammenbringt, habt ihr Platz für eine Ortschaft, eine Stadt, eine Nation, eine Welt.

Wir kannten die intime Macht unserer Küsse. Dann wurden wir zum ersten Mal Zeugen, sahen es zum ersten Mal in aller Öffentlichkeit geschehen. Manche von uns waren zu dem Zeitpunkt selbst noch nie geküsst worden. Wir flohen aus unseren kleinen Orten, kamen in die Stadt, und dort auf den Straßen sahen wir zum ersten Mal zwei Jungs, die sich küssten. Und nun lag die Kraft in der Möglichkeit. Mit der Zeit geschah es nicht nur auf der Straße, in Clubs oder auf den Partys, die wir veranstalteten. Es war in der Zeitung zu sehen. Im Fernsehen. Im Kino. Jedes Mal, wenn wir zwei Jungs sich so küssen sahen, wuchs die Macht. Und jetzt – ach, jetzt. Jetzt sind Millionen Küsse zu sehen, nur einen Klick entfernt. Wir reden nicht von Sex. Wir reden von zwei Jungs, die sich lieben, sich küssen. Darin liegt so viel mehr Macht als in Sex. Und die Macht ist immer noch da, auch wenn es nun alltäglich geworden ist. Jedes Mal, wenn zwei Jungs sich küssen, öffnet sich die Welt ein bisschen mehr. Eure Welt. Die Welt, die wir verlassen haben. Die Welt, die wir euch hinterlassen haben.

Darin liegt die Macht eines Kusses.

Er hat nicht die Macht, dich umzubringen. Er hat die Macht, dich zum Leben zu erwecken.

Niemand sieht zu, als Peter und Neil sich küssen. Es ist bloß ein Küsschen, bevor sie sich von dem Pfannkuchenrestaurant nach Hause aufmachen. Ein zuckriger Kuss, ein butteriger Kuss. Ein Kuss, der nichts beweisen muss. Sie machen sich keine Gedanken darum, wer vorbeikommen und es sehen könnte. Sie denken nur aneinander, und selbst das wirkt wie nachgeschoben. Es gehört einfach zu ihrem Zusammensein, zu dem, was sie tun.

Während er im Supermarkt durch die Gänge läuft, denkt Cooper an alles andere als ans Küssen. Er scrollt durch seine App, chattet mit Fremden, und von denen hat bestimmt keiner Küssen im Sinn. Er ist reingegangen, weil er das Innere seines Autos nicht mehr sehen konnte, weil er sich blöd vorkam, darin auf dem Parkplatz herumzusitzen, während Mütter und alte Leute vor ihm ihre Einkaufswagen durch die Gegend schoben. Jetzt schlendert er herum, und sein Kopf splittet sich auf in Bildschirme und Fenster, Rümpfe und *Komm-Schon*'s und beschwörende Bitten. Die meisten Typen dort sind älter – manche sogar sehr viel älter – als er. Cooper gibt sich nicht mit den deutlich Älteren ab, aber auch so bleibt ihm immer noch jede Menge Auswahl.

»Hey Cooper.«

Zunächst registriert Cooper nicht mal, dass sein Name gefallen ist. Der Typ in der App schreibt ihm, was er alles mit seinem Mund anstellen will, und Cooper muss nur *Jaa* und *Wow* und *O Mann* tippen, damit der Typ dranbleibt.

»Cooper?«

Beim zweiten Mal kommt es bei ihm an, er schaut hoch und sieht ein Mädchen aus seiner Schule, Sloan, die ihn mit einem komischen Blick mustert. *Mist*, denkt er und stopft das Handy in die Tasche.

Sloan lacht. »Du warst ja völlig weggetreten. Lass dich nicht stören.«

Cooper fragt sich, was sie gesehen hat. Es war nur ein Chat-Screen. Keine Fotos. Sie steht zu weit weg, um mitgelesen zu haben, oder?

»Ist nichts weiter«, murmelt er.

»Oh, ich weiß genau Bescheid über dein Geheimleben, Cooper.«

Cooper hat das Gefühl, als ließe er gleich etwas fallen, dabei hat er gar nichts in der Hand. Sloan ist in ein paar von seinen Kursen. Manchmal sitzen sie mittags am selben Tisch. Er sieht sie nur in der Schule. Woher sollte sie etwas wissen?

»Du bist ein Geheimdetektiv, stimmt's? Spürst jugendliche Straftäter wie mich auf. Mein Eyeliner macht mich schwer verdächtig für Ladendiebstahl. Ich weiß, nach welchen Kriterien die hier vorgehen.«

Cooper fällt keine Antwort ein.

»Ich deute dein Schweigen als Zustimmung.« Sloan hebt die Hände. »Durchsuch meine Taschen, wenn es sein muss.«

Warum verzieht sie sich nicht einfach? Coopers Handy vibriert wie wild in seiner Hosentasche, und er hat das Gefühl, dass sie es jedes Mal hört.

Sie lässt die Hände wieder fallen. Hat kapiert, dass Cooper nicht mitspielen will.

»Aber jetzt mal im Ernst«, sagt sie. »Was machst du hier?«

Sie soll endlich verschwinden. Er lässt seine Antwort so knapp wie möglich ausfallen.

»Einkaufen.«

»Was denn?«

»Gas.«

»Gas?«

Er kommt sich dämlich vor. Wieso hat er das bloß gesagt?

»Für den Grill.«

»Weil es morgen warm werden soll?«

»Genau.«

Das ist das Problem, wenn zwischen dir und allen anderen eine Barriere steht – du spürst sie, die anderen nicht. Sie reden mit dir, aber du kannst ihnen nicht antworten. Sie interessieren sich für Sachen wie das Wetter und was man einkaufen will, und du interessierst dich für absolut nichts. Für dich ist das so dermaßen offensichtlich, und es macht dich rasend, dass sie es nicht verstehen. Es macht nur noch deutlicher, dass du derjenige bist, der einen Defekt hat, der nicht normal sein kann, der leiden muss, während alle anderen ihre Selbsttäuschungen fröhlich ausleben können. Wir wissen es. Wir haben es erlebt.

Wenn Sloan eine Freundin von Cooper wäre, würde sie merken, dass etwas nicht stimmt. Es wäre ihr nicht unangenehm zu fragen, was los ist. Aber Sloan ist keine

Freundin von Cooper. Sie ist bloß eine Bekannte. Ein Kontakt. Das Handy in seiner Hosentasche rastet total aus. Sloan sieht ihn seltsam an. Dann sagt sie endlich: »Okay, Mr Plappermaul. Bis Montag. Viel Glück mit dem Grill.«

»Bis Montag«, gibt Cooper zurück. Er versucht es so klingen zu lassen, als würde er sich darauf freuen. So wird er sie schneller los.

Die Barriere ist nach wie vor da. Sloan schlendert weiter, und Cooper zieht das Handy aus der Tasche. Die Typen haben kaum mitgekriegt, dass er weg war. Cooper überfliegt die Nachrichten, immer noch auf der Suche nach dem einen Typen, den er tatsächlich kennenlernen will.

All die Männer und Jungs mit ihren Computern und Handys. Alle auf den drogenartigen Rausch aus, etwas Verwegenes zu tun, etwas, das sie ihrem Gefühl nach über den Rand hinaus zu etwas anderem trägt. All diese Männer und Jungs zersplittern sich und hoffen, dass die Teile am anderen Ende wieder zusammengesetzt werden. All diese Männer und Jungs versuchen es mit dieser neuen Form der Befriedigung. Und alle sind sie immer noch einsam, wenn der Rausch verflogen ist, die

Geräte ausgeschaltet und sie wieder mit sich allein sind.

Es gibt ein Wort dafür.

Das Wort heißt *Vorhölle.*

Lieber in einem Kanu umhertreiben. Lieber das Haar nach hinten streichen, das dir in die Augen weht. Lieber wissen, dass alles, was du sagst, auch so gemeint ist. Lieber wissen, dass alles, was du sagst, auch gehört wird.

Ryan fragt Avery nach dem pinken Haar.

»Ich weiß schon, merkwürdige Farbe, oder? Für einen Jungen, der als Mädchen geboren wurde und als Junge angesehen werden will. Aber überleg mal – das zeigt doch, wie beliebig die Geschlechterfrage ist. Rosa und pink steht für weiblich – aber wieso eigentlich? Sind Mädchen pinker als Jungs? Sind Jungs blauer als Mädchen? Das hat man uns eben so verkauft, hauptsächlich damit man uns auch noch anderes verkaufen kann. Mein Haar kann pink sein, obwohl ich ein Junge bin. Dein Haar kann blau sein, obwohl du ein Mädchen bist. Wenn du dich von dem ganzen stumpfsinnigen, willkürlichen Scheiß befreist, mit dem die Gesellschaft uns kontrolliert, dann fühlst du dich freier und damit auch glücklicher.«

»Mein Haar ist blau, weil ich blau mag«, sagt Ryan.

»Und meins ist pink, weil ich pink mag. Und ich wollte dir keinen Vortrag halten. Es macht mich bloß so wütend. Dieser ganze stumpfsinnige, willkürliche Scheiß.«

»Da würdest du am liebsten die Welt umstürzen.«

»Tag für Tag.«

Stumpfsinniger, willkürlicher Scheiß. Wir wissen, was Avery meint, und wir wissen auch, dass er nicht das ganze Ausmaß an Schaden und Verzweiflung kennt, das dadurch verursacht werden kann. Er weiß nicht, dass eine einzige Eigenschaft eines Menschen dazu führen kann, dass er und Tausende seinesgleichen sterben müssen, weil niemand über die Krankheit spricht, die sie umbringt, und niemand Geld dafür ausgeben will, damit sie am Leben bleiben. *Stumpfsinniger, willkürlicher Scheiß* heißt, dass der Präsident der Vereinigten Staaten sechs Jahre warten kann, bis er auch nur den Namen der Krankheit ausspricht. *Stumpfsinniger, willkürlicher Scheiß* heißt, es müssen erst ein Filmstar und ein Bluter im Teenageralter sterben, bevor Otto Normalverbraucher in Gang kommt und findet, die Seuche solle gestoppt werden. Zehntausende Menschen werden noch sterben, bevor Gegenmittel entwickelt und genehmigt sind. Es ist ein grauenhafter Gedanke: Hätte die Krankheit mehrheitlich Vorsitzende von Schulvereinen oder Priester oder weiße, weibliche Teenager befallen, wäre ihrer Ausbreitung Jahre früher ein Ende gesetzt worden, und Zehntausende, wenn nicht Hunderttausende, hätten gerettet werden können. Wir haben uns unsere Identität nicht ausgesucht, aber wir wurden ausersehen, daran zu sterben. Aus stumpfsinnigen, willkürlichen Gründen, uns eingebläut von Menschen, die nicht sehen wollten, wie willkürlich sie waren. Wir glauben an die Goldene Regel, aber wir glauben auch, dass Menschen ihr immer wieder nicht gerecht werden. Weil sie sich in Unterschieden verrennen. Weil manche die Willkür sehr bewusst einsetzen, um an der Macht zu bleiben.

Doch damit belasten wir Avery nicht. Warum sollten wir? Es besteht Hoffnung, dass die Welt im Lauf der Zeit weniger stumpfsinnig und weniger willkürlich werden wird. Das Gute am menschlichen Fortschritt ist, dass er dazu tendiert, sich in eine bestimmte Richtung zu bewegen, und selbst der größte Narr kann beim Vergleich der Zustände von vor hundert Jahren und heute erkennen, um welche Richtung es sich handelt. Sie bewegt sich pfeilgerade, wirkt wie ein Gleichheitszeichen.

Unterdessen sind wir auf der Hut. Todesfälle wie unsere lehren einen, auf der Hut zu sein.

Avery schaut auf den Fluss und zu Ryan am anderen Ende des Boots.

»Von hier aus macht sich die Welt aber gar nicht mal so schlecht«, sagt er. »Im Augenblick kann ich mit dieser Welt gut leben.«

Das können die Richtigen bewirken. Sie lassen dich jene bessere Welt sehen.

Manches bleibt natürlich auch ungesagt. Mit dreizehn, um die Zeit, als er sich outete, litt Ryan an einer so schweren Essstörung, dass die Schulkrankenschwester ihn nötigte, sich Hilfe zu holen. Nicht mal seine Eltern wissen davon, weil er die Krankenschwester und den Therapeuten beschworen hat, nichts zu sagen. Und Avery geht nicht gerade damit hausieren, dass er bisher nicht über das zweite Stadium hinausgekommen ist und die Vorstellung von richtigem Sex ihn buchstäblich lähmt. Ryan hält – noch – mit seinem Beschluss hinterm Berg, fürs College weit, weit weg zu gehen und nie wieder nach Kindling zurückzukehren, nicht einmal zu Hochzeiten oder Beerdigungen. Avery wird nicht in allen Einzelheiten darlegen, wie sehr er sich zum Trottel gemacht hat, um Freddy Dickson zu gefallen, und dass er sich, als das katastrophal ins Auge ging, zum ersten und bisher einzigen Mal in seinem Leben geritzt hat. Es muss nicht alles gleich auf den Tisch. Aufrichtig zueinander zu sein ist kein Geschenk, das in Einwickelpapier daherkommt – aufreißen und fertig. Nein, es ist ein Geschenk, das sich entfalten muss. Mit dem Reden anzufangen ist genug. Es reicht, einen Anfang gemacht zu haben und zu spüren, dass es ein Anfang ist.

Harry küsst Craig seit siebenundvierzig Minuten und staunt, wie leicht es ihm fällt, Craig wieder zu küssen, aber ohne das Drama einer Beziehung. Es ist jetzt so viel angenehmer. Viel weniger aufgeladen. Er hat immer schon gewusst, dass sie an diesen Punkt kommen und das hier erleben würden. Als es aus war – der Beziehungsteil –, hatte er seine Worte mit großem Bedacht gewählt. Er wollte nicht so was sagen wie *Lass uns einfach Freunde sein* oder *Ich hoffe, wir können Freunde bleiben*, weil »Freundschaft« sich dann so anhörte wie ein Trostpreis, die blaue Schleife, die man gedankenverloren betrachtet, während jemand anders mit dem Goldpokal abzieht. Nein, er sagte: »Ich glaube, du und ich werden uns noch näher sein; und dass wir besser miteinander und mehr füreinander sein werden, wenn wir beste und nicht feste Freunde sind.« Craig war trotzdem verletzt und hat eine ganze Zeitlang gebraucht, um damit fertigzuwerden, das weiß er, aber er hat recht gehabt, oder? Das hier hätten sie niemals in Angriff genommen, wenn sie noch zusammen wären. Sie hätten niemals so lange durchgehalten. Und er hätte nicht mal fünfundvierzig Minuten geschafft, wenn er mehr wollen würde, als Craig nur zu küssen, wenn Craig ihn immer noch anmachen würde. Vielleicht war da was in der Art, ganz zu Anfang, aber es legt sich allmählich. Er ist froh, dass Craig keine Gedanken lesen kann, weil ihn das sicher treffen würde, dabei ist es ein Kompliment. Zeitweilig ist Harry so unter Druck, so aufgegeilt, dass er mit allem und jedem schlafen würde. Er muss sich schwer am Riemen reißen, um sich bewusst zu werden, welchen Schaden er damit anrichten könnte, und sich nicht an Orte zu wagen, wo er nicht sein sollte, auch wenn er noch so unter Druck steht. Klar, er und Craig hatten Spaß miteinander, aber es ging dabei nie um Sex im eigentlichen Sinn. Und jetzt muss Harry aufhören, an Sex zu denken, weil sein Körper darauf … anspringt. Also denkt er an etwas anderes – ob er um einen Schluck Wasser bitten soll. Sie dürfen ab und zu trinken, aber nur durch einen Strohhalm und ohne dass die Lippen sich voneinander lösen. Gar nicht so einfach, aber doch machbar. Das Problem ist, wenn er jetzt was trinkt, besteht die Gefahr, dass er später pinkeln muss. Und das will er unter allen Umständen vermeiden. Auch das gehört zu den Regeln: keine Windeln, kein Geschummel auf der Toilette. Wenn es nicht mehr anders geht, muss er entweder sein Ding zücken und ins Gras pinkeln – oder sich in die Hose machen. Beides keine sonderlich attraktiven Optionen, aber wenigstens haben sie die schweinischen Gedanken aus seinem Kopf verbannt. Craig spürt, dass er wegdriftet, und drückt seinen Arm. Gute Ansage. Er muss sich auf den Kuss konzentrieren. An dem Kuss festhalten. Wegdriften ist das Schlimmste, was passieren kann. Er muss sich auf Craig konzentrieren. Und vielleicht auf die Leute hinter Craig. Genau. Es stimmt, er liebt Craig. Und der Hauptgrund, warum er das hier nicht in den Sand setzen will, lautet: Craig soll das erreichen, was er sich vorgenommen hat. Er tut das hier für Craig. Weil es Craig mehr bedeutet als Harry. Harry weiß nicht warum – vielleicht weil es Craigs Idee war, vielleicht braucht er es auch einfach dringender. Ja, das ist es wohl. Craig braucht es dringender.

Allmählich bildet sich eine Menschentraube. Leute aus dem Ort kommen vorbei und wundern sich, was da vor der Schule los ist. Kids von der Theaterprobe – manche wussten schon Bescheid, andere hören zum ersten Mal davon. Mykal mobilisiert ihre Freunde und Bekannten, allen zu sagen, dass sie ordentlich Stimmung machen sollen. Manche – meistens Erwachsene – treibt die Neugier, nachzusehen, was hier vor sich geht, und wenn es ihnen klar wird, reagieren sie angewidert.

»Wissen ihre Eltern davon?«, fragt eine Frau, die ihren Pudel ausführt. »Wie können sie so was zulassen?«

»Seine Eltern sind hier vor Ort«, erwidert Mrs Ramirez kampflustig.

Die Frau zieht kopfschüttelnd weiter.

Andere – meist Jugendliche – fragen, ob sie irgendwie helfen können. Viele Handys schießen viele Fotos.

Eins der Kids, die ihre Hilfe anbieten, ist elf Jahre alt und heißt Max. Sein Dad ist eigens mit ihm hierhergekommen.

Wir bestaunen Max wie ein Wunder. Er wird sich nie outen müssen, weil er nie einen Grund hatte, sich zu verstecken. Seine Mutter und sein Vater haben von Anfang an klargestellt, dass Eltern auch aus zwei Müttern, zwei Vätern oder auch nur einer Mutter oder einem Vater bestehen können. Als Max' frühe Neigungen sich herauskristallisierten, dachte er nicht groß darüber nach. Er lässt sich nicht davon definieren. Sie sind einfach ein Teil dessen, was seine Definition ausmacht.

Was sieht Max, wenn er zu Harry und Craig hinschaut? Er sieht zwei Jungs, die sich küssen. Doch nicht die zwei Jungs sind es, die ihn stutzig machen, sondern der

Kuss. Er kann sich nicht vorstellen, jemals irgendwen so lange küssen zu wollen.

Wart's ab, würden wir ihm gerne sagen. *Wart's nur ab.*

Nach dem Pfannkuchenessen überreden Peter und Neil Peters Mutter, sie zum Clinton Bookshop zu fahren. Es gibt näher gelegene Buchhandlungen, aber sie haben Lust auf eine Spritztour. Während der Fahrt reden sie nicht viel – ihre Beziehung hat das Stadium erreicht, in dem Schweigen sich wohlig anfühlt und nicht bedrohlich. Schweigen ist nur dann schädlich, wenn Unausgesprochenes in der Luft hängt, oder die Furcht, dass der Quell versiegt ist und es nichts mehr zu sagen gibt. Keines von beiden ist hier der Fall. Sie haben einander immer noch jede Menge zu sagen, nur eben nicht gerade jetzt.

In der Buchhandlung macht sich Neil auf die Suche nach einer möglichst dicken Biographie, die er seinem Vater zum Geburtstag schenken will, und Peter durchstöbert die Abteilung für junge Erwachsene. Sein Handy brummt – eine Nachricht von Simon, einem Freund aus dem Debattierklub. Mit einem Link.

Peter klickt ihn an und geht zu Neil. »Willst du mal was

Irres sehen?« Er zeigt Neil die Nachricht und klickt den Link noch mal an. »Zwei Jungs in Millburn, sie wollen den Weltrekord im Küssen brechen.«

Neil betrachtet den körnigen Stream auf dem Display. »Kennen wir einen davon?«

»Ich glaube nicht, aber ist das nicht saucool?«

Das findet Neil auch. Allerdings beißt er sich jetzt an etwas fest, das er absolut nicht cool findet.

»Hey, mein Schönster?«, fragt er.

Peter kapiert nicht. »Hä?«

»So fängt Simons SMS an dich an. ›Hey, mein Schönster‹.«

»So redet Simon eben.«

»Ich mache lediglich eine Feststellung.«

»Ja, genaaaauuu.«

»Servier mich nicht so ab.«

»Wie oft müssen wir das noch durchexerzieren?«

»Sag du's mir, *mein Schönster*?«

»Er ist einfach bloß ein Freund, der gern flirtet. Wir haben beide solche Freunde.«

»Ja, aber meine sind weiblich.«

»Clark? Seit wann ist Clark weiblich?«

»Clark ist kein Flirter. Dafür ist er viel zu wissenschaftlich.«

»Er findet, Chemielaborpartner sollten gleichgeschlechtliche Ehen eingehen dürfen.«

»Das Einzige, was Clark in seinem Leben je als schön bezeichnet hat, ist eine Algebragleichung.«

»Hoho, aber er würde zu gern sehen, wie sein *x* sich zu deinem *y* verhält.«

»Moment mal – wieso geht es auf einmal um Clark? Soweit ich mich erinnere, stand doch Simon zur Debatte.«

»Simon ist harmlos.«

»Simon nennt dich *Mein Schönster* und schickt dir einen Link zu zwei Typen, die sich küssen.«

»Echt? Darauf willst du hinaus?«

Sie sind ein bisschen zu laut. Den Buchhändler, der hinter dem Tresen lächelt, bemerken sie nicht. Er weiß aus eigener Erfahrung, dass jede Beziehung irgendwann in so einen Trott verfällt.

Neil glaubt nicht, dass Peter ihn betrügt oder ihn je betrügen würde. Aber er fürchtet, dass Peter eines Tages den *Wunsch* verspüren könnte, ihn zu betrügen, weil ihm klar wird, dass es da draußen in der Welt einen Besseren gibt.

Peter ist zu jung, um das richtig zu verstehen. Er findet, dass Neil sich blöd und eine Spur paranoid aufführt. Er hat doch gar nichts Schlimmes getan, und es nervt ihn, dass er trotzdem angemault wird.

»Hör zu«, sagt er. »Ich glaube, wir müssen mal kurz auf Abstand gehen. Ich hol mir weiter unten an der Straße einen Kaffee. Willst du auch irgendwas?«

Neil schüttelt den Kopf.

»Okay. In ein paar Minuten bin ich wieder da. In der Zeit hast du hoffentlich gerafft, dass unsere Beziehung sich nicht im Geringsten verändert, und wenn eine Million anderer Typen ›Hey, mein Schönster‹ zu mir sagen.«

»Eine Million? Wer hat was von *einer Million* gesagt?«

»Rein zufällig verwenden eine Menge Leute die Anrede ›Hey, mein Schönster‹, wenn ich gemeint bin.«

»Du bist ja auch schön, das gebe ich zu. Offenbar stoße ich mich an dem *Hey*. Es ist so *gewöhnlich*. Was für Pferde, echt jetzt. Und du bist so ungewöhnlich, unpferdlich schön.«

Diese neue Wendung in ihrer Unterhaltung sagt Peter, dass Neil langsam wieder in die Spur kommt, aber nachdem er von Kaffee gesprochen hat, will er jetzt auch einen. Er holt sich einen Iced Latte, trinkt ihn in ein paar Schlucken aus (zu viele blöde Eiswürfel) und geht zurück in den Buchladen. Neil ist immer noch in der Abteilung für junge Erwachsene und hat beide Arme voller Bücher.

»Wow«, sagt Peter. »Haben sie dir Bettruhe verordnet oder was?«

Neil legt die Bücher auf einen Tisch und hält einen Finger an die Lippen.

Dann nimmt er das erste Buch zur Hand und hält es so, dass Peter den Titel lesen kann.

I Hadn't Meant to Tell You This

Peter wird still, sieht zu, wie Neil ein Buch nach dem anderen hochhält.

Just Listen
Stay
You're the One That I Want
So Much Closer
Where I Want to Be
The Difference Between You and Me
Positively
Matched
Perfect
Wonder
You Are Here
Where I Belong
I'll Be There
Along for the Ride
The Future of Us
Real Live Boyfriends
Keep Holding On

Als Neil fertig ist, hebt Peter lächelnd die Hand, bedeutet Neil zu warten und kein Wort zu sagen. Er holt zwei Bücher aus der Abteilung für junge Erwachsene und läuft dann für ein drittes zu den Romanen. Immer noch lächelnd kommt er zu Neil zurück und zeigt nacheinander, was er ausgesucht hat.

Take a Bow
A Blind Man Can See How Much I Love You
Keep Holding On

Peter stapelt seine Bücher übereinander, fotografiert die Buchrücken und schickt Neil das Foto. Neil macht es umgekehrt genauso. Sie stellen ein paar Bücher zurück aufs Regal und kaufen ein paar. (Wenn sie das Geld hätten, würden sie sie alle kaufen.)

Während sie durch den Laden touren, vorbei an alphabetischer, thematischer und undurchsichtiger Ordnung, erinnern wir uns an Buchhandlungen, die wir besucht haben, an Cafés und Sex-Shops und Herrenabteilungen und Lebensmittelfilialen – an all die Gänge, wo wir Beziehungen ansteuerten, an all die Gespräche, die zur Gesamtmasse unserer Liebesgespräche gehörten.

Erst als sie hinten im Wagen von Peters Mutter sitzen, fallen Neil die beiden küssenden Jungs in Millburn wieder ein. Mit seiner Erlaubnis nimmt Neil Peters Handy und klickt noch mal auf den Link.

Keiner von beiden kann es glauben. Da küssen sich,

in ihrem Nachbarort, zwei Jungs stundenlang vor der Highschool.

»Nicht gerade das übliche Samstagsprogramm«, sagt Peter.

»Nein«, sagt Neil. »Allerdings nicht.«

Nach dem Zusammentreffen mit Sloan musste Cooper aus dem Supermarkt raus und sitzt jetzt ein paar Ortschaften weiter in einem Starbucks. Das Café ist voll mit Leuten, die aus seiner Highschool oder seinem Wohnort sein könnten, es aber nicht sind. Cooper fühlt sich anonym, und das passt ihm gut.

Er geht drei verschiedene Anmach-Apps durch, in denen sich immer wieder dieselben Typen finden. Siebenundvierzigjährige, die wollen, dass er vorbeikommt. Achtzehnjährige, die nichts wollen außer ziellos herumzuflirten. Neunundzwanzigjährige, die wissen wollen, worauf er steht. Er nimmt nie als Erster Kontakt auf, sucht sich nie jemanden aus. Es bedeutet mehr, wenn sie zu ihm kommen, denn das heißt, er ist begehrenswert. Und dann hat er die Oberhand.

Wir finden, er ist zu jung, um das zu wissen. Aber er weiß es. Ihr lernt es jetzt schon viel früher.

Mittlerweile hat er mindestens ein Dutzend Nachrichten auf seinem Handy, alle von seinen Eltern. Festnetzanschluss und beide Handys. Er hat nicht vor, sie sich anzuhören oder zurückzurufen. Er blendet das alles aus. Es ist auf der anderen Seite der Barriere. Er weiß nicht, wo er heute Nacht schlafen soll, aber es ist ja noch nicht Nacht, oder? Manche würden das sicher als Verdrängung bezeichnen, aber das ist es nicht. Es ist ihm egal. Um verdrängt zu werden, muss es etwas bedeuten.

Er spürt nichts als die gelangweilte Leere der flachen, seichten Welt. Und nichts und niemand langweilt ihn mehr als er sich selbst. Er sieht sich wieder die Männer in den Apps an, und da ist ein neuer dabei. Dreiundzwanzig. Scharf. Er nennt sich Antimatter. Seine Statusmeldungen passen. Er beschreibt sich mit einer Zeile: *Versuche das Empfindsame in all dem Chaos zu finden.*

Cooper wartet fünf Minuten. Antimatter soll sich als Erster bei ihm melden. Aber er hat keine Geduld. Nach fünf Minuten denkt er: *Also gut.*

Und macht den ersten Schritt.

Für Avery stellt sich die Frage, ob sie sich küssen werden oder nicht.

Sie sind jetzt schon ein paar Stunden in dem Boot. Haben geredet, gepaddelt, noch eine Runde geredet. Als die Sonne langsam Richtung Horizont wandert, wird es wärmer. Das Kanu ist aus Metall und heizt sich auf. Sie haben nichts zu essen oder zu trinken dabei, und die Sonne macht sie schläfrig. Avery wünschte, das Boot wäre breit genug, dass sie nebeneinander sitzen könnten. So wäre es wesentlich leichter, sich zu küssen.

»Ich bin schon halb verbrutzelt«, sagt Ryan. »Vielleicht sollten wir aus der Sonne raus.«

Avery stimmt zu. Sie legen einen Zahn zu, und es verblüfft Avery, wie befriedigend er es findet, durch das Wasser zu preschen, wie gut es tut, den Widerstand zu durchbrechen, die Anstrengung in den Armen zu spüren. Er ist noch weit davon entfernt, stolz auf seinen Körper zu sein. Aber manchmal gibt es eine Bewegung, die passt.

Die Luft um sie herum wird kühler, doch die Bewegung hält sie beide warm. Sie finden zueinander, paddeln im gleichen Rhythmus. Es muss kein Wort fallen.

Zurück am Anlegesteg wischen sie sich den Schweiß von der Stirn. Ryan springt als Erster raus und vertäut das Boot am Bug. Dann hält er Avery die Hand hin. Und Avery nimmt sie, obwohl er total verschwitzt und verdreckt ist. Ryan zieht ihn auf den Steg und hält seine Hand weiter fest. Sie stehen da, das Kanu rumst in der leichten Strömung gegen den Steg.

»Das hat Spaß gemacht«, sagt der blauhaarige Junge.

»Finde ich auch«, erwidert der pinkhaarige Junge.

Worte, die der Sache nicht angemessen sind.

Ryan hält weiter Averys Hand, während er das Boot am Heck vertäut. Dann richtet er sich auf und dreht sich zu Avery um, bis sie Auge in Auge, Zeh an Zeh dastehen.

»Hey!«, ertönt eine Stimme – Ryans Tante, die aus dem Haus zu ihnen hinunter kommt. »Wie war's auf dem Fluss?«

Sie tritt ein bisschen näher heran und sieht, dass die beiden ein Stück zurückgewichen sind, aber immer noch Händchen halten. Sie sehen nicht mehr einander an, sondern zu ihr hin.

»Na, Ryan«, sagt sie, »willst du mir deinen Freund nicht vorstellen? Ihr zwei habt sicher Durst. Da hab ich genau das Richtige.«

Genau das Richtige.

Eine weitere Stunde ist vergangen, und Harry und Craig küssen sich immer noch. Die Menschenmenge wächst. Mr Nichol, der Naturwissenschaften unterrichtet, löst Ms Luna ab. Den Live-Stream verfolgen mittlerweile zweitausend Menschen. Tariq gibt Harry und Craig ihre Handys, damit sie twittern und auf die Kommentare im Stream antworten können. Schon jetzt ist es ein globales Ereignis. Aus Deutschland kommen ermunternde Botschaften; ein Junge in Helsinki hat ein Schild mit der Aufschrift GO KISSERS, GO! Gebastelt. Ein paar Schwulenblogs berichten über das, was da abläuft. Die Kunde macht die Runde.

Harry findet es super, die Kommentare zu beantworten. Hauptsächlich aber macht er sich Sorgen, weil seine Füße jetzt schon anfangen weh zu tun, und dabei sind erst vier Stunden um. Er stützt sich auf Craig und schüttelt sie kräftig aus. Dann wird die Sonne langsam stechend, und er spreizt fünf Finger – die Aufforderung an Smita, einen Schirm über ihn zu halten, ohne damit der Kamera im Weg zu stehen. (Es gibt noch weitere Einstellungen aus anderen Blickwinkeln, aber der eigentliche Stream sollte nur im Notfall blockiert sein, da sind sich alle einig.) Er und Craig tragen beide Stützstrümpfe, damit sich nicht zu viel Blut in ihren Füßen ansammelt. Aber es führt kein Weg darum herum, dass der menschliche Körper nicht dafür gemacht ist, über längere Zeit aufrecht zu stehen. Harry kommt es jetzt schon vor, als wäre er auf einem Konzert, bei dem es nur Stehplätze gibt und bisher sieben Vorgruppen gespielt haben.

Auf Tariqs Playlist kommt gerade der Song *Dream a Little Dream of Me*, und Harry muss an den Film *Beautiful Thing* denken, was Tariq zweifellos vorausgesehen hat. Harry spürt, wie Craigs Lippen sich zu einem Lächeln verziehen, und weiß, dass ihm der gleiche Gedanke gekommen ist. Zur Bestätigung malt Craig mit dem Finger ein B und ein T auf Harrys Rücken. Sie treten von einem Fuß auf den anderen und machen kleine Tanzschritte. Es tut gut, die Beine zu bewegen. Smita tritt mit dem Schirm von ihnen weg, Tariq kommt zu ihr und fängt an, mit ihr zu tanzen. Mr und Mrs Ramirez gesellen sich ebenfalls dazu. Andere verspüren offenbar auch Lust mitzumachen, doch Rachel, die die Kameras im Blick hat, erklärt ihnen, dass sie nicht die Sicht verstellen dürfen. Die Polizistin, die zur Überwachung des Ganzen abgestellt ist, fragt, ob sie Absperrband besorgen soll – Rachel findet das eine gute Idee, will aber wissen, ob es welches ohne Aufdruck gibt, damit es nicht nach einem Tatort aussieht. Die Beamtin sagt, sie wird sehen, was sich machen lässt.

Harry genießt das Tanzen in vollen Zügen. Es macht ihn überglücklich, seine Eltern zu sehen, wie sie lächeln und sich im Takt wiegen. Er möchte am liebsten mitsingen, aber das darf er nicht. Er hält Craig leicht umfasst, und sie gleiten langsam im Kreis dahin. Craigs Augen sind geschlossen, Harrys offen.

Deswegen sieht Harry sie als Erster.

Harry bleibt stehen. Zieht Craig fester an sich. Craig malt ein Fragezeichen auf Harrys Rücken. Aber Harry kann nicht darauf antworten. Er küsst Craig nur inniger, schlingt die Hand um seinen Nacken, um ihn zu warnen, dass er bei der Sache bleiben und sich nicht umdrehen soll.

Dann hört Craig es. Seinen Namen. Die Stimme seiner Mutter. Seinen Namen.

Wir sehen alle zu der kleinen Frau hin, die bis vor zehn Minuten dachte, Craig sei übers Wochenende zum Zelten gefahren. Sie wirkt eher verwirrt als aufgebracht, und wir wünschten, wir könnten ihr die Sache erklären. Wir würden sie gern beiseite ziehen und ihr erzählen, was wir wissen – was unsere Mütter verkehrt und was sie richtig gemacht haben. *Ihr Sohn ist am Leben*, möchten wir sagen. *Ihr Sohn lebt.*

Sie begreift nicht, warum er nicht antwortet. Warum er weiter diesen anderen Jungen küsst, obwohl sie direkt hinter ihm steht und ihn beim Namen ruft.

»Mrs Meehan hat angerufen und mir davon erzählt, und ich hatte keine Ahnung, wovon sie redet …«

Craig möchte sich umdrehen und versuchen, es ihr zu erklären. Doch Harrys Hand liegt fest auf seinem Nacken. Er denkt daran, warum er hier ist. Sie sind schon zu weit gekommen. Er kann jetzt nicht mehr zurück.

»Craig.«

Die Stimme seiner Mutter wird brüchig.

Schließlich schaltet sich Smita ein. Sie lässt den Schirm fallen und geht zu Craigs Mutter.

»Er kann nichts sagen«, erklärt sie. »Sie müssen sich weiter küssen.«

Craigs Mutter kennt Smita, schon seit langem. Smita ist das Einzige, woran sie sich jetzt festhalten kann. Sie tut sich schwer damit, die Menschenmenge und die Kameras einzuordnen.

»Was geht hier vor?« Ihre Stimme ist ein bleistiftdünner Strich.

So sollte sie es nicht erfahren. Craig steigen Tränen in die Augen. Er versucht sie aufzuhalten, aber es ist zuviel für ihn, sie rinnen ihm über die Wangen. Harry hält ihn weiter im Arm. Es schüttelt Craig durch, und Harry presst seinen Mund fester auf seinen. So sollte es nicht laufen. Er hatte vorgehabt, es ihnen hinterher zu erzählen. Irgendwie hat er sich eingebildet, es könnte bis zum Ende geheim bleiben. Dann hätte er sein großes Ziel erreicht und könnte es ihnen erzählen. Er hat sich vorgestellt, wie er sie alle ins Fernsehzimmer bittet, wie seine Eltern und seine Brüder auf der Couch sitzen und er vor ihnen steht und ihnen davon berichtet – so wie früher, als er noch klein war und vor dem Zubettgehen Soloauftritte für sie gegeben hat –, und egal was danach passieren würde, sie könnten es ihm nicht mehr wegnehmen, nichts von dem auslöschen, was er getan hat.

Aber er hat nicht an sie gedacht. Wie es für sie wäre, hier zuzusehen. Die Erkenntnis ist ein gewaltiger Schock. Er hat überhaupt nicht an sie gedacht. Das gilt für die meisten von uns. Es war *unsere* Offenbarung. *Unser* Event. Wie sollten wir auf den Gedanken kommen, dass sie auch ein Recht auf Gefühle haben? Sie haben kein Recht, uns zu verleugnen. Aber sie haben ein volles Recht auf Gefühle.

Das hört Craig aus ihrer Stimme heraus. Aus der Art, wie sie ihn beim Namen ruft.

Harrys und Craigs Eltern sind einander nie begegnet. Harrys Mutter geht zu Craigs Mutter und stellt sich vor. Sie und Smita versuchen ihr zu erklären, was hier vor sich geht. Sie erzählen ihr von dem Weltrekord, von dem, was Craig und Harry schaffen wollen.

»Aber ich verstehe nicht«, sagt Craigs Mutter, die nun ebenfalls weint. »Ich verstehe nicht.«

Craig hält es nicht mehr aus. Er öffnet die Augen, blickt zu Tariq, der seinerseits Tränen in den Augen hat. Craig macht Schreibbewegungen. Tariq sucht eilends nach Papier und einem Marker und läuft damit zu Craig. Was Craig zu sagen hat, wird zu dem einen wesentlichen Punkt eingedampft. Zu dem, was weder Smita noch Mrs Ramirez aussprechen können. Es schwingt in allem mit, was sie sagen, aber sie können es nicht vor Craigs Mutter ausbreiten, können das Grundlegende nicht in Worte fassen.

ICH BIN SCHWUL, MOM. ICH BIN SCHWUL.

Craig dreht sich mit Harry um hundertachtzig Grad, so dass er seine Mutter sehen kann. Dann hält er zittrig seinen Zettel hoch. Sieht ihren Blick, als sie begreift. Dann schreibt er schnell noch einen zweiten Zettel.

ICH KANN JETZT NICHT DAMIT AUFHÖREN.
ES TUT MIR LEID.

Es tut ihm nicht leid, dass er schwul ist, aber er bedauert es zutiefst, dass sie es auf diese Weise herausgefunden hat. Wobei *herausgefunden* vielleicht das falsche Wort ist – die Sache selbst scheint sie nicht vollkommen zu überraschen, höchstens die Art und Weise der Bestätigung. Sie fragt Smita, ob das Craigs Freund ist, und Smita, das arme Ding, weiß nicht recht, was die bessere Antwort wäre, also hält sie sich an die Wahrheit und sagt, nein, darum geht es hier nicht. Harry und Craig sind Freunde. Mit dem Kuss wollen sie der Welt zeigen, dass es okay ist, wenn zwei Jungs sich küssen.

Mr Ramirez bringt einen Stuhl, damit Craigs Mutter sich hinsetzen kann.

»Das muss man erst mal verdauen«, sagt er.

An diesem Punkt hätten manche unserer Mütter gelacht und gesagt, das sei die *Untertreibung des Jahres*. Andere hätten *Ach, leckt mich doch* gesagt und wären davongestürmt. Und wieder andere hätten genau das getan, was Craigs Mutter jetzt tut – sie wären verstummt, wären vollständig im Klang ihrer Gedanken versunken, der von außen nicht zu hören ist. Mrs Ramirez greift nach ihrer Hand, um ihr beizustehen. Craigs Mutter zieht die Hand weg.

Craig windet sich – er ist Zuschauer in einem der bedeutsamsten Momente seines Lebens. Harry begreift und lockert seinen Griff. *Wenn du gehen musst, ist das okay*. Aber was soll Craig schon sagen? Wenn er jetzt loslässt, war alles umsonst. Er lässt Zettel und Marker ins Gras fallen, schlingt die Arme um Harry und zieht ihn zu einem echten, richtigen Kuss an sich. Tränen rinnen ihm über die Wangen und in ihre Münder.

Lass nicht los.

Die Menge jubelt. Craig und Harry hatten die anderen ganz vergessen.

Tariq erträgt es nicht mehr. Er hat das Gefühl, dass er in gewisser Weise Mitschuld trägt.

Er baut sich vor Craigs Mutter auf und sagt: »Sie müssen ihn lieben. Egal, wer er Ihrer Meinung nach war oder wie Sie ihn gern hätten, Sie müssen ihn genauso lieben, wie er ist, weil Ihr Sohn ein ganz besonderer Mensch ist. Das müssen Sie begreifen.«

Craigs Mutter flüstert. »Ich weiß. Ich *weiß*.«

Nun nimmt Smita ihre Hand, und sie lässt es sich gefallen.

»Es ist okay«, sagt Smita. »Ihm geht's gut. Alles ist gut.«

Harry spürt, wie Craig plötzlich erschlafft, und fängt ihn auf. Die Anspannung bricht sich mit Schluchzern Bahn. Harrys Mund liegt weiter auf dem von Craig.

Der Kuss ist nicht unterbrochen.

Manche unserer Eltern waren von Anfang an auf unserer Seite. Manche verbannten uns, statt uns so zu sehen, wie wir waren. Und manche unserer Eltern wurden, als sie von unserer Erkrankung erfuhren, von Drachen zu Drachentötern. Mitunter braucht es das – die finale Schlacht. Aber es sollte sehr, sehr viel weniger nötig sein.

Vierzehn Minuten bleibt sie auf dem Stuhl sitzen. Beobachtet ihren Sohn. Wie ihr Sohn den anderen Jungen küsst. Smita weicht nicht von ihrer Seite, versucht aber auch nicht mit ihr zu reden. Sie lässt ihr Zeit, es zu erfassen. Das Gefühl zu durchdringen.

Erst kann Craig sich seiner Mutter nicht stellen. Er und Harry stehen so, dass sie die beiden im Profil sieht, selbst aber außerhalb ihres Blickfelds bleibt. Aber schließlich will er sie doch unbedingt sehen. Er schiebt Harry und sich herum, vollführt eine Vierteldrehung und schaut über Harrys Schulter zu ihr hin. Ihre Blicke treffen sich und ruhen ein paar Sekunden aufeinander, in denen Craig vergisst zu atmen. Sie fangen beide wieder an zu weinen, aber es wirkt nicht mehr so verzweifelt, so völlig am Boden zerstört wie zuvor.

All die Momente, von denen du glaubst, du wirst sie nicht überleben. Und dann überlebst du sie doch.

Harry möchte Craig so vieles sagen. All die tröstlichen Worte, die sich in seinem Mund sammeln, müssen ungesagt bleiben. Wir wissen, wie das für ihn ist, weil wir Tag für Tag solche Worte in uns ansammeln, nach dem, was wir jetzt wissen und erkennen. Aber wenigstens kann Harry ihn festhalten, ihm so Stärke geben. Und es gibt noch etwas, was er tun kann, geht ihm auf. Er macht das Zeichen für *Handy*, und nachdem Tariq ihm seins gebracht hat, macht er das Zeichen noch einmal und deutet auf Craig. Tariq ist verwirrt, aber Rachel kapiert es. Sie bringt Craig sein Handy und öffnet die Seite mit den Nachrichten.

Über Craigs Schulter hinweg schreibt Harry ihm.

Es ist besser so. Wird alles gut.

Craig schreibt zurück:

Das weiß ich ja. Aber es ist schwer.

Harry kennt die Antwort, muss aber trotzdem fragen.

Willst du aufhören und mit ihr reden?

Craig schüttelt ganz leicht den Kopf, ihre Lippen verlieren sich nicht.

Nein. Wir ziehen das durch.

Harrys Mutter kommt mit ihrem Handy und zeigt Craigs Mutter die Tausende von Kommentaren, die bisher zur Unterstützung von Harry und Craig eingegangen sind. An die viertausend Menschen sehen zu und feuern sie an.

»Ich weiß, wir kennen uns nicht«, sagt Harrys Mutter, »aber wir haben definitiv etwas gemeinsam.«

Als sie ihr wieder die Hand hinhält, ergreift Craigs Mutter sie und drückt sie einmal fest.

Es ist schwer, deinen Sohn nicht mehr als deinen Sohn anzusehen, sondern als eigenständigen Menschen.

Es ist schwer, deine Eltern nicht mehr als Eltern anzusehen, sondern als eigenständige Menschen.

Es ist ein wechselseitiger Übergang, und nur sehr wenigen gelingt er geschmeidig.

Mit Tanten geht es manchmal leichter.

Ryans Tante Caitlin serviert Avery und Ryan rosa Limonade und frischgebackene Haferkekse mit Rosinen. Wie oft hat Ryan an diesem Küchentisch gesessen, wenn ihm die Welt zu viel wurde und er in einem Haus sein wollte, das sich wie ein richtiges Heim anfühlte. Wir alle haben das gemacht – haben uns Familien zusammengebastelt, unsere eigenen Fangnetze geschaffen. Dieser Tisch, denkt er, hat so viel von seinem Kummer mitbekommen. Doch jetzt, mit Avery, erlebt er das Gegenteil von Kummer. Dass der Tisch dasteht, macht es realer, macht es mehr zu einem Teil von Ryans Leben.

Caitlin ist die Sorte Mädchen, mit der wir uns zusammengetan hätten, wenn es denn hätte sein sollen. Nach jahrelangen vergeblichen Aufstiegsversuchen in der Welt der Unternehmensversicherungen hat sie gekündigt und lässt sich jetzt zur Bibliothekarin ausbilden. Ihr Sinn für Humor gehört untrennbar zu ihr. Und ihre Liebe zu Ryan ist die bedingungsloseste Liebe, die er je erfahren wird – unbelastet von Erwartungen, frei von irgendwelchen Beweggründen. Sie muss ihn einfach nur mögen und lieben, und beides gelingt ihr gut. Sie fühlt sich aus freien Stücken für ihn verantwortlich, und das macht es bedeutsam.

Avery will einen guten Eindruck erwecken und merkt vor lauter Nervosität nicht, dass das kein Kunststück ist. Als Caitlin fragt, wie sie sich kennengelernt haben, liefert er den längsten Bericht in der Geschichte der Menschheit, mit sämtlichen Details, abgesehen davon, wie viel Benzin er nach der Rückfahrt nach Marigold noch im Tank hatte. Auf halber Strecke wird ihm bewusst, dass er zu viel redet, aber Ryan und Caitlin scheint es weniger aufzufallen als ihm, also redet er weiter. Als er fertig ist, fragt Caitlin: »Und, wie viele Wochen ist das her?« Ryan lächelt und sagt: »Das war alles gestern Abend.«

»Warum auch nicht«, gibt Caitlin zurück. »Mit manchen Menschen muss man nur ein Wort wechseln und hat schon das Gefühl, sie seit Jahren zu kennen. Das bedeutet nur, dass ihr euch schon früher hättet begegnen sollen. Ihr spürt all die Zeit, in der ihr euch schon hättet kennen sollen. Diese Zeit zählt auch jetzt noch. Ihr könnt sie ganz klar spüren.«

Avery sollte versuchen, Ryan wegzulotsen, ihn für sich zu haben, nahe genug für einen Kuss. Die Zeit tickt sich leise dem Moment entgegen, an dem er aufbrechen muss – er hat seiner Mutter versprochen, vor dem Dunkelwerden zu Hause zu sein. Aber er genießt die Gesellschaft, die Limonade, die Kekse. Vielleicht, denkt er, ist es verkehrt, das höher zu schätzen als Küssen und Rumknutschen. Aber im Moment ist es eben so.

»Willst du ein paar peinliche Fotos von Ryan sehen, wie er sich zu Halloween als Britney Spears verkleidet hat?«, fragt Caitlin.

Wie könnte Avery da Nein sagen?

Unterdessen hat Cooper fast eine Stunde mit Antimatter gechattet. Soweit Antimatter weiß, ist Cooper neunzehn und studiert am örtlichen Bezirkscollege. Sein Hauptfach ist Finanzwirtschaft, und er hat zwei Zimmergenossen, einer davon ein Säufer. Antimatter äußert keine Zweifel und schreibt, er sei gerade in eine eigene Wohnung gezogen und arbeite als Geschäftsführer in einem Café. Außerdem ist er Künstler, aber das bringt bisher nicht viel ein. Cooper wollte einmal Maler werden und erzählt Antimatter davon. Antimatter fragt, was daraus geworden ist, und Cooper antwortet, dass er die Lust verloren hat. *Die Geschichte meines Lebens*, schreibt Cooper. Antimatter schreibt: *Die Geschichte ist noch nicht vorbei.*

Cooper ist halb interessiert und halb gelangweilt. Um ein bisschen mehr Schwung reinzubringen, schickt er Antimatter ein Foto von sich ohne Hemd, und Antimatter tut umgekehrt dasselbe. Er hat einen Superbody. Cooper fragt, ob sie sich treffen können. *Klar,* schreibt Antimatter, *vielleicht nach dem Abendessen?* Cooper überlegt, welche Pläne Antimatter wohl fürs Abendessen hat, fragt aber nicht nach, sondern antwortet nur, dass es ihm passt. Er schlägt den Starbuck's vor, in dem er gerade sitzt. Antimatter ist einverstanden, solange sie da keinen Kaffee trinken müssen. Cooper, der schon drei davon intus hat, stimmt zu.

Nachdem die Verabredung steht, sollte er jetzt wohl mal ein paar Sachen im richtigen Leben erledigen, schreibt Antimatter.

Aber vorher noch eine Frage ... wie heißt du eigentlich?

Drake, antwortet Cooper.

Hi Drake, ich bin Julian.

Cooper kann sich nicht helfen – als Antimatter hat er ihm besser gefallen.

Aber er sagt das Treffen nicht ab. Das wäre schön blöd, nur wegen eines dämlichen Namens.

Wenn man schon so lange tot ist wie wir, sieht man nach und nach all die Kanten und Ecken im eigenen Leben, vor allem die, für die wir damals blind waren. Man hat jede Menge Zeit, den eigenen großen und kleinen Fehlern nachzuspüren und ein neues Mitgefühl für die Fehler anderer in sich zu entdecken.

Manchmal waren wir hilflos, das ist richtig. Aber manchmal waren wir auch herzlos. Wir bauten Scheiße, ritten andere in die Scheiße, sagten Dinge, von denen wir nicht wussten, dass sie verletzend waren, sagten Dinge, von denen wir genau wussten, dass sie weh tun würden. Selbst nach dem, was wir durchgemacht haben, ist rückwirkend kein Heiligenschein garantiert. Jetzt, aus der Entfernung, verstehen wir den ganzen Schlamassel besser, aber das macht ihn nicht weniger real.

Ihr müsst verstehen: Wir waren wie Cooper. Oder es gab zumindest Momente, in denen wir waren wie Cooper. So wie es Momente gab, in denen wir wie Neil, Peter, Harry, Craig, Tariq, Avery oder Ryan waren. Momente, in denen wir waren wie jeder einzelne von euch.

Deswegen verstehen wir. Wir trugen eure Makel. Wir trugen eure Furcht. Wir machten eure Fehler.

Sechs Stunden und zehn Minuten nach dem Startschuss zu Harrys und Craigs Kuss berichtet ein bekannter Blogger, dessen Haare in einem noch knalligeren Pink gefärbt sind als die von Avery, über Harry und Craig und rät der Welt, sich genauer anzusehen, was sie da treiben.

Binnen fünf Minuten steigt die Zahl der Zuschauer von 3928 auf 40102 und in den darauffolgenden fünf Minuten auf 103039.

In der Zeit dieses rasanten Aufschwungs erhebt sich Craigs Mutter von ihrem Stuhl und geht zu ihm. Sie fragt Smita, ob es sich machen lässt, dass sie nicht in der Übertragung zu sehen ist, und ob man den Ton abschalten kann, solange sie mit ihrem Sohn spricht. Smita leitet die Bitte an Tariq weiter, der ihr nachkommt.

»Ich muss wieder zurück«, sagt Craigs Mutter zu ihm. »Dein Vater und deine Brüder kommen bald nach Hause, und dann sollte ich da sein.« Sie verstummt. Craigs Blick signalisiert, dass er zuhört, auch wenn er gleichzeitig weiter Harry küsst. »Dir ist hoffentlich klar, dass ich ihnen sagen muss, was ihr hier macht. Wenn sie es von jemand anderem erfahren, wäre das … schlimmer. Verstehst du?«

Craig möchte Ja sagen und weiß, dass er zumindest so etwas wie »Mhm« herausbringen würde, aber das scheint ihm nicht passend. Das Zeichen für Ja, auf das sie sich geeinigt haben, ist ein hochgereckter Daumen, aber das passt auch nicht so recht. Doch Craig fällt sonst nichts ein. Also hebt er den Daumen.

Craigs Mutter holt tief Luft. Sie ist noch nicht fertig. Nach dem Ausatmen sagt sie, hörbar um eine feste Stimme bemüht: »Ich habe dich lieb, Craig. Und ich bin furchtbar wütend auf dich. Nicht weil du schwul bist. Damit werden wir schon fertig. Aber es auf diese Weise zu erfahren ... das hätte ich mir nicht so gewünscht. Du hattest sicher gute Gründe dafür, und ich hoffe, du bist bereit, mit uns darüber zu reden, wenn das ... Ganze hier vorbei ist.«

Craig hebt erneut den Daumen. Er kommt sich lächerlich vor.

Die Gesichtszüge seiner Mutter werden weicher. »Brauchst du irgendetwas?«, fragt sie.

Einen Moment lang fühlt Craigs Herz sich porös und löchrig an. Nicht weil es so weltbewegend wäre, was seine Mutter ihn gefragt hat, sondern weil es so normal ist. So kennt er seine Mutter. *Brauchst du irgendetwas?* Als ginge sie zum Drogeriemarkt oder zum Lebensmittelladen. Als wäre alles so wie sonst.

Craig kann nicht sagen: *Was ich brauche? Dass du Dad und Sam und Kevin erklärst, dass das hier in Ordnung ist. Dass ihr mich so unterstützt, wie Harrys Eltern ihn unterstützen. Dass ihr stolz seid auf das, was ich hier mache, denn dann würde es mir noch viel mehr bedeuten. Dass du wieder herkommst. Und ich sicher sein kann, dass keiner von uns in der Sache hier untergeht.*

Seine Finger machen ein Okay-Zeichen.

»Gut«, sagt sie. »Dann gehe ich jetzt.«

Sie soll herkommen und ihn umarmen. Oder ihm wenigstens die Hand auf die Schulter legen.

Doch sie dreht sich um und macht sich auf den Heimweg. Harry will fürsorglich Craigs und seine Position verschieben, damit Craig nicht zusehen muss, wie sie geht. Aber Craig rührt sich nicht vom Fleck. Er beobachtet, wie sie sich von Smita verabschiedet – nicht von Harrys Eltern oder sonst wem, nur von Smita –, und dann in die Menge eintaucht. Alle schauen nach vorn, nur sie schaut heimwärts. Wird zu einer kleinen Figur auf dem Gehweg und verschwindet dann aus seinem Blickfeld. Zu Fuß sind es ungefähr zehn Minuten bis zu ihrem Haus, und Craig ist überzeugt, dass sein Herzschlag jeden Schritt mitzählen wird, bis sie da ist. Dann wird er aussetzen.

Erst nachdem sie gegangen ist und er sie im Geist vor sich gesehen hat, allein auf ihrem Weg, schärft sein Blick sich wieder für seine nähere Umgebung. Zum ersten Mal seit dem Eintreffen seiner Mutter fällt ihm auf, wie sehr die Menschenmenge angeschwollen ist, wie viele unbekannte Gesichter darin zu sehen sind und wie viele vertraute. Jemand fängt an zu skandieren – »Harry und Craig, hey, hey, hey! Harry und Craig, hey, hey, hey!« Das sollte ihn eigentlich stärken und ermutigen. Aber Tatsache ist, dass er für kurze Zeit seinen Körper verlassen hat. Er schwebt über seinem Elternhaus, zu weit oben, um seine Mutter heimkommen zu sehen, zu sehr Mensch, um mit seinem Blick Dach und Zimmerdecke zu durchdringen oder durch den Wind zu hören, wie das Gespräch im Schlafzimmer seiner Eltern verläuft.

Peter und Neil sitzen in Peters Zimmer und sehen sich online den Live-Stream an.

»War das seine Mutter?«, fragt Peter.

»Ich schätze mal ja«, sagt Neil. »Der Schnitt kam so schnell, da lässt es sich schwer sagen. Aber ich glaube schon.«

»Glaubst du, sie wusste vorher davon?«

»So wie sie aussah, wahrscheinlich nicht.« Neil kann sich gut vorstellen, dass seine Mutter genauso aussehen würde, und versucht den Gedanken beiseite zu schieben.

»Was meinst du, wie lange würden wir es aushalten?«, fragt Peter.

»Einen Sohn wie Craig zu haben? Ziemlich lange, würde ich sagen.«

»Haha. Ich meine, uns zu küssen.«

»Keine zweiunddreißig Stunden. Aber bestimmt ein paar.«

»Komm.« Peter zieht Neil vom Schreibtischstuhl hoch und bugsiert ihn mitten ins Zimmer. »Probieren wir's aus.«

»Hier und jetzt?«

»Was du heute kannst besorgen …«

Bevor Neil Einwände erheben kann, küsst Peter ihn … und verweilt dabei. Die ersten ein, zwei Minuten fühlt es sich völlig normal an – der sanfte Druck, das Spiel der Zungen, die Hände, die am Rückgrat entlangfahren, über Hüften gleiten. Dann kommt der Moment, an dem sie in ihrem üblichen Rhythmus eine Pause einlegen würden – sich anlächeln, irgendwas sagen oder ein bisschen voneinander abrücken, damit die Finger ihren Weg nach unten finden. Sie manövrieren sich durch die Nicht-Pause, halten die Glut in Gang. Peter streicht Neil über den Rücken, schiebt die Finger unter seinen Hosenbund, lässt sie auf seiner hitzigen Haut ruhen. Neil schlägt die andere Richtung ein, seine Hand wandert unter Peters T-Shirt, hoch bis zu den Schulterblättern. Peter schmeckt noch immer nach Kaffee und Milch, Neil nach Eisminze. Peter stockt leicht der Atem. Neil berührt ihn am Nacken und fährt dann mit den Nägeln über seine Haut, langsam bis ganz nach unten. Sie haben nur Sinn für ihre Körper, ihren Atem. Peter legt die Hand auf Neils Herzschlag. Minuten vergehen. Ihnen wird immer heißer. Der Kuss wird immer feuchter. Peters Bartstoppeln kratzen Neil am Kinn. Peter spürt die Stille im Raum, von keiner Musik untermalt. Ihre Hüften pressen sich aneinander. Neils Atem geht rascher. Peters Unterhose spannt. Keiner will als erster loslassen. Elf Minuten. Zwölf Minuten. Peter kommt aus dem Takt und atmet aus, statt einzuatmen. Instinktiv zieht er den Kopf zurück und schnappt nach Luft, und schon ist der Kuss gebrochen. Im selben Moment lässt Neil die Arme fallen. Sie lösen sich voneinander. Schauen zur Uhr.

»Das war heftig«, sagt Peter und rückt seine Jeans zurecht.

»Mhm«, gibt Neil zurück und wischt sich ein bisschen Spucke von seinem stoppelgeplagten Kinn.

Sie wenden sich wieder dem Bildschirm zu und sehen Harry und Craig tanzen.

Peter will noch etwas sagen, aber da ruft sein Vater sie zum Abendessen, und sie müssen nach unten.

Die Uhr lässt sich vielleicht ignorieren, der Stand der Sonne jedoch nicht so leicht. Avery und Ryan verabschieden sich beide mit einer Umarmung und einem Wangenkuss von Caitlin. Avery hat zu Hause angerufen und versucht, noch etwas Zeit herauszuschinden. Aber er hat seinen Führerschein erst seit kurzem und ist bisher noch nie nachts auf dem Highway gefahren. Seine Mutter will nicht, dass er beim ersten Mal allein ist, und dagegen lässt sich schwer etwas sagen. Aber er wird die Dämmerung so weit ausreizen wie irgend möglich, schließlich bleibt selbst nach Sonnenuntergang noch geraume Zeit, bis der ganze Himmel vom Nachtschatten überzogen ist.

Ryan lässt ihn ein paar Querstraßen vor seinem Elternhaus halten.

»Lieber hier«, sagt er zu Avery. »Ich will mich nicht direkt vor dem Haus von dir verabschieden, wenn du verstehst, was ich meine.«

Avery glaubt zu wissen, was Ryan meint und was jetzt kommt, und sofort sind all seine Antennen darauf ausgerichtet. Das Radio dudelt leise vor sich hin, das Armaturenbrett glimmt schwach in der zunehmenden Dämmerung.

»Ich fand es super heute«, sagte Avery. Das muss seinem Gefühl nach noch gesagt werden.

»Ich auch«, murmelt Ryan. Und dieser Wechsel im Tonfall verändert mit einem Mal die Atmosphäre im Wagen. Plötzlich kommt es Avery vor, als sei die Luft elektrisch aufgeladen, und Ryan beugt sich mitten hindurch, zu ihm hin. Avery tut es ihm nach, beugt sich allem entgegen, und ihre Lippen berühren sich zum ersten Mal, besiegeln alles, was ihnen bis dahin schon bewusst gewesen ist.

Wir geben es nicht gern zu: Was uns an ersten Küssen mit am meisten befriedigt, ist der Beweis, der damit einhergeht – der schlagende Beweis, dass der andere uns küssen will.

Wir sind begehrenswert. Wir spüren Begehren.

Jeder Kuss, der etwas zu bedeuten hat, enthält in seinem Kern eine Erkenntnis.

Cooper ist schon ein paar Minuten vor halb acht wieder im Starbuck's, nur für den Fall, dass Antimatter – *Julian* – früh dran sein sollte. Zwischendurch hat er bei Subway etwas gegessen. Und jetzt hört er endlich seine Nachrichten ab. Genauer gesagt, die erste Nachricht. Was ein Fehler ist.

»Sieh zu, dass du schleunigst wieder herkommst, sonst wird es ungemütlich für dich. Ich schleppe dich eigenhändig zurück nach Hause, wenn ich –«

Cooper drückt auf *Löschen*. Insgesamt vierzehn Mal.

Wir würden ihn gern schütteln. Ihm sagen, was wir aus trüber Erfahrung gelernt haben: Man darf die erste Nachricht nicht ignorieren, aber es ist die letzte, auf die es ankommt. Wutanfälle können sich legen. Zorn kann sich ausgetobt haben. Menschen können wieder zu Verstand kommen.

Wir sagen nicht, dass er zurückfahren sollte. Wir wissen, dass das eine schwere Entscheidung ist. Aber wir meinen, er sollte sich die letzte Nachricht anhören, bevor er eine Entscheidung trifft.

Sämtliche Nachrichten sind von seinem Vater oder seiner Mutter. Sonst hat sich niemand gemeldet. Cooper ist an einem Punkt angelangt, wo er so etwas kaum noch registriert.

Julian kommt vier Minuten zu spät. Zum Glück sieht er aus wie auf dem Foto in der App. Sicher stimmen Person und Foto nicht immer überein. Da Cooper noch nie jemanden aus der Online-Szene getroffen hat, kennt er sich damit so oder so nicht aus. Er weiß nur, dass er so aussieht wie auf seinem Foto. Die Lügen stecken in den Worten.

»Ah hallo«, sagt Julian. Cooper kann nicht erkennen, ob er nervös ist. Wir schon. Ist er.

»Hey«, gibt Cooper lässig zurück, als wäre das für ihn das Normalste auf der Welt.

Julian bleibt stehen. »Hast du Lust, irgendwo anders hinzugehen? Wo's weniger starbucksmäßig ist?«

»Zum Beispiel?«. Coopers Frage klingt herausfordernd.

»Keine Ahnung. Tut mir leid – das hätte ich mir vorher überlegen sollen. Auf einen Drink vielleicht? Nee, Halt. Das haut ja nicht hin.«

»Wieso?«

»Ähm ... dein Alter?«

»Ich bin zwar erst neunzehn, aber zu einem Drink sag ich nicht nein.«

»Hast du einen Ausweis dabei?«

»Nein. Aber wir müssen ja auch nicht in eine Bar gehen.«

»Wohin sollen ...?« Dann kapiert Julian. »Ich weiß nicht so recht, ob wir zu mir gehen sollen. Eigentlich eher nicht ... noch nicht.«

»Dann bleiben wir doch einfach noch ein bisschen hier? Du musst ja nichts bestellen. Ich hole mir einen Latte, und wir können quatschen. Okay?«

Einfach so hat Cooper die Zügel in die Hand genommen. Und das beflügelt ihn.

Es reicht fürs erste, um seine Enttäuschung auszugleichen. Der Typ ist kein Traum, aber auch kein Albtraum. Er ist einfach einer von vielen – vielleicht mehr, als Cooper seinem Gefühl nach verdient hat. Aber immerhin besteht die Möglichkeit, dass dieser Abend ein bisschen anders verläuft als all die anderen.

Die Sonne verabschiedet sich vom Himmel, und um Harry und Craig wird es dunkler. Über ihnen gehen die Leuchten an und sind greller, als Tariq erwartet hätte. Im Stream erscheinen Harry und Craig als ausgebleichte Kleckse in einem Schattenmeer.

Die Leute von der Theater-AG werden aktiv. Ein Großteil von ihnen ist nach der Probe dageblieben, um Harry und Craig anzufeuern. Der Leiter der Bühnentechnik fragt den Betreuer um Erlaubnis und weist seine Truppe dann an, weitere Verlängerungskabel von der Schule aus zu verlegen. Tariq wird zu Rate gezogen, Scheinwerfer werden beschafft. Die Technikertruppe arbeitet still und leise. Als Smita sich bei ihnen bedankt, wirken sie fast verlegen. Das ist eine Regel der Techniker: Wenn du nett zu ihnen bist, helfen sie dir. Wenn du fies zu ihnen bist – sie in die Spinde schubst, sie mit Schimpfnamen belegst, raushängen lässt, dass du dich für was Besseres hältst –, dann lassen sie dich bei erster Gelegenheit am ausgestreckten Arm verhungern, und zwar mit Wonne. Harry und Craig sind immer cool mit ihnen umgegangen, darum packen sie jetzt mit an.

Binnen einer Stunde ist alles an Ort und Stelle. Harry ist dankbar für die Ablenkung. Seine Füße fühlen sich an wie zwei Zementblöcke, egal wie oft er sie bewegt. Außerdem werden seine Lider langsam schwer, darum formt er mit den Fingern ein *E* und bekommt einen Energydrink. Es ist eine knifflige Angelegenheit – Craig weiter zu küssen und gleichzeitig an einem Strohhalm zu saugen. Doch Craig sieht zu, dass ihre Lippen weiter aufeinanderliegen, und bekommt dafür selbst mehr als nur ein paar Tropfen von dem Drink ab. Harry spürt praktisch sofort Herzrasen, als die Flüssigkeit sich in seinem Körper verteilt. Damit ist er für ein paar Stunden saniert, dann braucht er vielleicht noch mal einen Kick. Zum Glück benimmt sich seine Blase bisher anständig.

Es setzt Craig zu, überrascht ihn aber nicht, dass seine Mutter nicht wiedergekommen ist. Das hat mit Sicherheit sein Vater so verfügt. Das Ganze zu ignorieren. Es abzuleugnen.

Er könnte ihr eine SMS schreiben. Sie anbetteln, wieder herzukommen. Er könnte sie fragen, was los ist.

Doch er hält sich zurück. Seine Eltern müssen selbst damit zurechtkommen. Es ist nicht sein Problem, sondern ihres.

Harry spürt, dass er abdriftet. Er zieht Craig an sich. Küsst ihn mit mehr Inbrunst. Küsst ihn, um ihn zurückzuholen.

Die Leute jubeln. Aber nicht alle. Mittlerweile stehen in der Menschenmenge etliche ohne die Spur eines Lächelns. Ihr Abscheu wäre für alle ersichtlich, die neben ihnen stehen – wenn sie denn hinschauen würden. Aber fürs erste sind sie unsichtbar, außer für uns. Wir sehen sie, und wir hegen keinen Zweifel daran, dass sie nicht unsichtbar bleiben werden. Nicht mehr lange.

Der Abend schreitet voran.

»Achte nicht auf das Chaos«, sagt Julian, als er den Schlüssel umdreht.

Cooper verspricht es ihm. Sowieso könnte er wetten, dass sein eigenes Zimmer chaotischer ist.

Und richtig, als er in der Wohnung steht, fragt er sich, was Julian gemeint hat. Es wirkt alles sehr ordentlich. Nicht allzu geräumig, aber es liegt weder überall Unterwäsche herum noch tropft es aus irgendwelchen Leitungen von der Decke. Das Wohnzimmer ist vollgestellt mit Leinwänden in verschiedensten Fertigungsstadien.

Julian sieht Coopers Blick und fühlt sich zu einer Erklärung genötigt. »So arbeite ich nun mal – eine Stunde an dem einen, dann wechsle ich zu einem anderen, und so weiter. Normalerweise arbeite ich an mindestens zwanzig Bildern gleichzeitig. Klingt total nach ADHS, ich weiß. Aber wenn ich's auf die andere Art versuche, werden die Bilder langweilig.«

Cooper deutet zu dem Bild auf der Staffelei. »Ist das deine Mom oder so?«

Julian errötet. »Nein. Das ist Joni Mitchell. Beim Malen höre ich mir oft Songs von ihr an und dachte mir, ich sollte mich mal revanchieren. Ich weiß natürlich nicht, ob sie das zu schätzen wüsste. Wusstest du, dass sie auch malt?«

Cooper hat offensichtlich nicht den leisesten Schimmer, wovon Julian redet, und als Julian das aufgeht, vertieft sich die Röte in seinem Gesicht.

»Ich bin ein schlechter Gastgeber«, sagt er. »Ich habe dir noch nicht mal was zu trinken angeboten, Drake. Was hättest du denn gern?«

Beinahe wäre Cooper über das *Drake* gestolpert – er hat vergessen, dass er im Augenblick so heißt. Aber er fängt sich schnell wieder und fragt nach einem Whisky mit Cola. Er hat noch nie mit jemand zusammen etwas getrunken, nur in Gesellschaft der Hausbar seines Vaters, wenn seine Eltern nicht da waren. Whisky und Cola ist das erste, was ihm in den Sinn kommt.

»Kann sein, dass es auf Whisky und Cola Light rausläuft«, sagt Julian. »Ich schau mal nach.« Er geht in die Küche und ruft von dort: »Ja, Cola Light.«

»Ist okay!«, ruft Cooper zurück.

Cooper hört, wie die Eismaschine in Gang kommt, wie Eiswürfel klingelnd in Gläsern landen und wie es zischt, als die Verschlusskappe der Flasche Cola Light aufgedreht wird. Er sieht sich ein paar der Bilder an und findet sie besser als gedacht. Julian ist gar nicht so übel. Und irgendwie gefällt es ihm, dass die Bilder alle unfertig sind. So wirken sie realer. Menschen in verschiedenen Stadien zwischen Skizze und Vollendung. Cooper hat keine Ahnung, wer die Dargestellten sind. Aber das war auch nicht anders zu erwarten und ist okay so. Eine der abgebildeten Frauen könnte seine Englischlehrerin aus der Achten sein. Aber wahrscheinlich ist sie es doch nicht, und außerdem erinnert er sich kaum noch an sie.

Julian kommt mit zwei identisch gefüllten Gläsern herein. Coopers Drink schmeckt gut – genau die richtige Mischung aus Jack Daniels, der wie alkoholhaltiges Karamell auf der Zunge geht, und dem chemischen Prickeln der Cola Light. Julian fragt, wer sein Lieblingsmaler ist, und Cooper sagt Picasso, weil es der erste Maler ist, der ihm einfällt. Als nächstes will Julian wissen, welche von Picassos Perioden er am liebsten mag, und von irgendwo aus Coopers Hinterkopf schält sich als Antwort *die blaue* heraus, was Julian freut und offenbar ein Treffer ist.

Julian schweift ab und verbreitet sich darüber, dass die Impressionisten von Normalmenschen überschätzt werden, was dazu führt, dass Kunstsnobs sie wiederum unterschätzen. Cooper trinkt aus und wünscht sich, Julian würde nicht länger über Monet reden – schließlich haben sie sich nicht über eine Kunstliebhaber-App kennengelernt, sondern über eine Sex-App. Julian merkt, dass Cooper nicht mehr bei der Sache ist, bringt seinen Satz kurz zu Ende und nippt an seinem dreiviertelvollen Glas. »Wie wär's mit ein bisschen Musik?«, schlägt er vor und fragt, ob Cooper bestimmte Wünsche hat. Cooper sagt, ihm sei alles recht, und ist beeindruckt, als Julian zu seinem Computer geht und ein Stück von Arcade Fire ertönt.

»Die mag ich.« Es sind nur drei Wörter, und doch kommt es Cooper komisch vor, sie auszusprechen, als hätte er damit etwas von sich verraten.

»Ich auch«, sagt Julian und nimmt noch einen Schluck.

Cooper will, dass sich etwas tut, und zwar jetzt. Also rückt er Julian näher. Sehr viel näher. Eindeutig näher. Julian will gerade was sagen, doch Coopers Aktion lässt ihn den Mund wieder zuklappen. Cooper denkt: *Darum geht's uns doch, oder?* Er stellt sein Glas ab, in wohlbedachtem Abstand zu den Bildern. Jetzt soll es zur Sache gehen. Wie vielen Typen hat er dabei schon auf dem Bildschirm zugesehen – einen Steifen dabei gekriegt, sich einen abgewichst dabei. Und nun ist es in echt so weit. Julian hat einen tollen Körper und ein nettes Gesicht. Cooper will wissen, was passieren wird und ob es irgendwas ändert. Julian stellt seinen Drink weg und fährt mit der Hand über Coopers Arm. Das ist es – Cooper hat ihn. Er legt seine Hand auf Julians Hals. Beugt sich vor. Und im nächsten Moment pressen sie ihre Münder und ihre Leiber aufeinander. Cooper will es so unbedingt, was auch immer, er will keine Sekunde Luft holen, einfach nur weitermachen. Julian macht kurz Pause, fragt, ob das wirklich so okay ist, Cooper sagt, ja klar, und dann umschlingen sie sich wieder. So hat er es sich ausgemalt und auch wieder nicht, weil Julian es sachter angeht, als er es sich bei einem Fremden vorgestellt hat, und weil er Cooper drosselt, der es schneller und härter will. Da sind sie sich nicht ganz einig – und nehmen es sportlich, als Spiel, denn das ist es ja letztlich. Cooper möchte ihn auf die Couch ziehen, in die Waagerechte, aber auf der Couch liegen jede Menge Gemälde, darum lässt er es noch ein Weilchen so weiterlaufen, löst sich dann und fragt: »Schlafzimmer?« Julians überraschten Blick beantwortet er mit: »Ich will doch deine Bilder nicht schrotten.« Julian lächelt, nimmt ihn bei der Hand, und schon stehen sie in dem winzigen

Schlafzimmer, stehen da und küssen sich, bis Cooper Julian und sich aufs Bett fallen lässt. Julian lacht, und Cooper küsst sein Lachen. Das Lachen vergeht, an seine Stelle treten tastende, neugierige Hände – Cooper, ahnungslos, was die Reihenfolge angeht, steuert sogleich die Leistengegend an, Julian zieht ihn zurück auf die Ebene oberhalb der Gürtellinie, aber damit gibt Cooper sich nicht zufrieden, er spürt nicht das, was er spüren will. Ein Weilchen begnügt er sich damit, ihn zu küssen, wälzt ihn dann herum, so dass Julian oben liegt und Cooper spürt, was unter Julians Jeans Sache ist, wälzt ihn ein weiteres Mal herum, zieht erst sich und dann Julian das Shirt aus. Haut auf Haut, Schweiß auf Schweiß, und es ist scharf, echt scharf, doch Cooper spürt immer noch nicht das, was er spüren will – es ist immer noch leer, er ist immer noch leer –, also küsst er Julian heftiger, lässt die Hände nach unten wandern, und Julian flüstert: »Noch nicht jetzt gleich«, und Cooper kann nicht mehr viel länger warten, es geht ihm zu langsam und soll doch so schnell gehen, dass er nichts anderes mehr fühlt, nichts anderes mehr denkt, denn so soll Sex doch sein, oder, soll man sich darin nicht total verlieren und vergessen, aber so weit ist er noch nicht, und Julian drosselt weiter das Tempo, lässt es gemächlicher angehen, und Cooper will nicht einleuchten, warum sie nicht schon längst splitternackt sind. Er tastet nach Julians

Gürtel, doch Julian entzieht sich, die Schnalle bleibt zu. Cooper macht sich an den Knöpfen seiner eigenen Jeans zu schaffen, aber da bekommt Julian ihn zu fassen und nagelt seine Hände praktisch über seinem Kopf fest. Eine wuchtige Geste, die Cooper beeindruckt. Er spürt Julians Brusthaar auf seinem blanken Brustkorb, schnappt unwillkürlich nach Luft, als Julian ihn auf den Hals und auf die Stelle zwischen Hals und Schulterblatt küsst, von der Cooper bisher keine blasse Ahnung hatte. Er will mehr, noch viel mehr, schiebt sie beide herum, bis sie Seite an Seite liegen, löst seine Hände aus Julians Griff, lässt sie wieder nach unten wandern, beginnt ganz unschuldig bei den Schultern, stößt dann aber tiefer und tiefer vor, bis Julian ihn ein weiteres Mal aufhält. »Lass es uns ein bisschen langsamer angehen«, sagt Julian. »Es ist doch erst unser erstes Date.« Cooper würde gern klären, dass das hier ihr erstes und einziges Date ist und sie deshalb genauso gut gleich zur Sache kommen können, sprich, zu dem, was sich unter ihren Jeans so tut. Wenn das hier ein Porno wäre, wären sie beide längst nackt und würden sich einen blasen. Aber das sagt er natürlich nicht, er lässt nicht verlauten, dass es bei diesem einen Date bleiben wird, will dem Ganzen nicht gleich den Riegel vorschieben, will sich nicht eingestehen, dass er vielleicht irgendwie doch gehofft hat, heute Abend einen festen Freund zu finden – schließlich ist allgemein bekannt, dass man in Sex-Apps nicht auf feste Freunde aus ist, und außerdem würde Julian niemals mit ihm zusammen sein wollen, weil er glaubt, dass seine Zunge gerade um die Brustwarze eines Neunzehnjährigen kreist, der sich an seinem College mit zwei Kumpels ein Zimmer teilt und weiß, wo oben und unten ist, und Cooper denkt: *Wo ist das Verlieren, wo ist das Vergessen?*, denn jetzt lässt ihn so langsam auch sein Körper im Stich, was lachhaft ist, schließlich ist er siebzehn und kriegt vom leisesten Hauch einen Steifen und ist auch jetzt noch steif, spürt aber trotzdem, dass das Ganze im Sand verläuft, und jetzt merkt auch Julian, dass sie aus dem Tritt geraten sind, er dreht sich weg, Kopf aufs Kissen, beugt sich wieder zu Cooper hin, streicht über seine Schulter, berührt ihn an der Wange, sagt: »Du bist so schön«, und Cooper will nicht schön sein, will kein Gemälde sein, will sich ins Vergessen vögeln und weiß, weiß ganz bestimmt, dass Julian dafür nicht der Richtige ist. Der Richtige dafür wäre mit einiger Sicherheit ein Typ, dem er ansonsten scheißegal ist, und das wäre die noch schlimmere Variante. Dieser Weg ist eine Sackgasse. Dieses Aufatmen ist gestrichen. »Ist alles okay mit dir?«, fragt Julian. Alles bestens, sagt Cooper, auf eine schale Lüge mehr oder weniger kommt es jetzt auch nicht mehr an. Julian küsst ihn erneut, und so verweilen sie, halb umschlungen, während Julian immer wieder sein Haar und seine Brust streichelt, leise atmet und versucht, sie beide in etwas einzuhüllen, das sanfter ist als das gewöhnliche Leben. Cooper weiß, dass er sich schön fühlen sollte, oder wenigstens entspannt. Aber wie er so da liegt, fühlt er sich wie aus Stein. Oder nein, nicht mal das. Er fühlt sich wie ein Stück Fleisch. Keine Haut, kein Herzschlag. Nur ein Stück Fleisch. Julian behandelt ihn wie etwas ganz Besonderes, aber Julian hat keinen blassen Schimmer, denn Cooper ist bloß ein Stück Scheiße, und Julian liegt da und bewundert es.

Er schließt die Augen, spürt die Berührung, aber er empfindet nichts dabei. Die Zeit dehnt sich, dann öffnet er die Augen, schaut zur Uhr, und die Zeit schnurrt zusammen. Cooper hat offenbar eine Weile geschlafen, und Julian auch. Cooper fährt hoch, Julian rührt sich neben ihm. »Wie spät ist es?«, murmelt er, dann sehen sie, dass es später ist, als ihnen beiden lieb wäre. »Wir sind wohl eingenickt«, sagt Julian und lächelt. Er steht auf, zieht sich sein T-Shirt über und warnt Cooper, bevor er Licht macht. »Lassen wir's für heute gut sein«, sagt er. »Ich habe morgen Frühschicht, da muss ich um halb sechs aufstehen. Also lege ich mich mal besser aufs Ohr, oder besser gesagt, wieder aufs Ohr. Aber ich bringe dich noch zu deinem Auto, entweder mit meinem oder zu Fuß.«

Der Gedanke an sein Auto deprimiert Cooper. Trotzdem verblüfft ihn das, was er als nächstes sagt. Die Worte sind einfach über seine Lippen gekommen, und er kann kaum glauben, dass er sie ausgesprochen hat. Er hasst sich abgrundtief dafür. Fühlt sich wie ein Neunjähriger.

»Könnte ich heute nicht vielleicht hier übernachten?«, fragt er.

Darauf ist Julian nicht vorbereitet. Er sieht zu Coopers T-Shirt, das verknäuelt auf dem Boden liegt.

»Heute lieber nicht, okay?«, sagt er. »Es klingt bestimmt albern, aber das wäre ein großer Schritt für mich. Außerdem muss ich morgen eben so verdammt früh raus. Ein andermal, ja?«

Die nächsten Worte, die Cooper auf der Zunge liegen, lauten: *Ich könnte doch auf der Couch schlafen.* Aber diesmal hält er sie im Zaum, schluckt sie wieder herunter. Wäre er ein besserer Lügner, könnte er sich vermutlich eine Story aus den Fingern saugen, um seine Bitte zu untermauern (eine wilde Party im Studentenwohnheim, die Freundin oder der Freund eines seiner Zimmergenossen will bei ihm übernachten, der Drink hat so reingehauen, dass er nicht mehr fahren kann). Doch diese Lügen sind für ihn so unerreichbar wie für Julian die Wahrheit.

Cooper greift nach seinem T-Shirt, zieht es sich über

und steckt das Kleingeld, das ihm beim Rumwälzen mit Julian aus der Hosentasche gefallen ist, wieder ein. Er sagt zu Julian, dass er ihn nicht fahren oder mit ihm zu seinem Wagen gehen muss. Ein paar Schritte würden ihm gut tun, sagt er, und dass er nicht mal entfernt so früh in den Tag starten muss wie Julian. Julian hat seine Schuhe noch nicht angezogen, und deswegen, und weil Cooper eigentlich nicht den Eindruck macht, als wäre ihm nach Gesellschaft, besteht Julian nicht weiter darauf. Sie gehen zusammen vom Schlafzimmer zur Wohnungstür. Julian küsst ihn wieder, doch an diesem Punkt spürt Cooper praktisch nichts mehr davon. Bevor Julian ihm die Tür aufschließt, fragt er Cooper nach seiner Handynummer. Cooper gibt ihm eine falsche.

»Ich hoffe, wir sehen uns wieder«, sagt Julian zum Abschied.

»Ja, und danke«, gibt Cooper zurück, dann ist er zur Tür hinaus.

Draußen fühlt die Luft sich einen Augenblick lang gut an – aber nur, weil er gerade an nichts anderes denkt.

Dann denkt er an anderes und fühlt sich nicht mehr gut. Das Getöse macht sich wieder in ihm breit. Das platte, tote Getöse.

Wir sehen zu, wie Julian die beiden Gläser mit den geschmolzenen Eiswürfeln in die Küche trägt, sie in die Spüle stellt, sich mit beiden Händen auf die Arbeitsfläche stützt und überlegt, was das gerade war.

Meilenweit weg sind sich Peter und Neil ihrer Sache sehr viel sicherer. Nach dem Abendessen haben sie sich in den Keller zurückgezogen und eine Weile rumgeknutscht – ein intensives Zwischenspiel, das zu einem beiderseits erfreulichen Abschluss geführt hat. Dann sind sie online gegangen und haben mit Freunden gechattet, von denen viele ebenfalls bei dem Großen Kuss zusahen. Schließlich wurde es Zeit für Neil, sich nach Hause aufzumachen, und jetzt sagen sie sich wie üblich Gute Nacht, Peter in seinen Boxershorts, Neil in seinem Pyjama.

»Ich könnte dich stundenlang küssen und dabei auf den Beinen bleiben«, sagt Peter.

»Gleichfalls«, sagt Neil.

Dann winken sie einander zu und melden sich zum Schlafen ab.

Ryan wünscht Avery per SMS Gute Nacht und fragt, was er morgen vorhat. Hätte er vielleicht Lust auf eine weitere Spritztour?

Avery hat ungefähr eine Million andere Dinge zu tun, sagt aber natürlich, dass er frei ist. Vollkommen frei.

Nach diesem Tag sollte er eigentlich wie auf Wolken schweben, aber ein Blick in den Spiegel zieht ihn herunter. Er hat einen Ganzkörperspiegel in seinem Zimmer, und der ist oft sein Feind. Heute versucht er, sich beim Blick in den Spiegel vorzustellen, was Ryan sieht, und spürt nichts als Enttäuschung. Er hat so hart daran gearbeitet, einen anderen Körper zu haben, den richtigen Körper, aber er ist weit davon entfernt, ihn wirklich zu mögen. Er glaubt, es läge daran, dass er im falschen Körper geboren wurde; wir würden ihm gern ins Ohr flüstern, dass viele von uns im richtigen Körper geboren wurden und sich *trotzdem* fremd darin fühlten, betrogen. Wir haben unsere Körper komplett missverstanden. Haben sie bestraft, beschimpft, sie an olympischen Idealen gemessen, was ihnen gegenüber höchst unfair war. An manchen Stellen fanden wir Behaarung scheußlich, an anderen vermissten wir sie. Alles sollte straffer, stärker, härter, schneller sein. Wie schön wir waren, erkannten wir allenfalls, wenn jemand anders es erkannte. Wir hungerten oder machten Druck oder versteckten uns oder stellten uns zur Schau, und immer war da ein anderer Körper, den wir besser fanden als unseren. Immer war irgendwas verkehrt, und meist nicht nur eins. In unseren gesunden Jahren waren wir Ignoranten. Konnten uns in unserer Haut nie wohlfühlen.

Atme, möchten wir Avery sagen. *Spür deinen Atem. Das gehört genauso zu deinem Körper wie alles andere.*

Avery, wispern wir, *du bist ein Wunderwerk.*

Und das ist er auch. Vielleicht wird er es nie glauben, aber er ist es.

Samstagabend, elf Uhr. Da es in dem Ort, wo Harry und Craig wohnen, samstagabends selten etwas zu tun gibt, schauen eine Menge Leute bei der Rasenfläche vor der Highschool vorbei, um die zwei küssenden Jungs zu sehen. Unzählige Handyfotos entstehen – die leicht entsorgbaren Erinnerungen dieses Tages und Zeitalters. Mitunter müssen Mädchen ihren betrunkenen Freunden ins Wort fallen, bevor sie etwas Unpassendes sagen. Oder vielleicht sagen die Jungs es auch leise, und ihre Freundinnen lachen. Nicht alle sind hier, um ihre Unterstützung zu bekunden. Manche sind bloß gekommen, weil sie das Ganze für eine Freak-Show halten.

»Wetten, wenn wir den Weltrekord mit einem *Hetero-*

Kuss brechen wollten, würde die Highschool niemals mitmachen«, meckert ein Typ, als hätte man ihm einen Herzenswunsch verweigert.

»Absolut«, pflichtet seine Freundin ihm bei.

»Das ist doch der letzte Scheiß«, erklärt ein anderer Typ vernehmlich – Lautstärke und Mut gesteigert durch das Bier, das er intus hat.

Du bist der letzte Scheiß, würde das Mädchen aus der Theater-AG, das neben ihm steht, gern sagen.

Nach und nach schrumpft die Menge – allzu viel gibt es schließlich nicht zu sehen. Es wird spät und langsam frisch. Die Leute steigen wieder ins Auto – manche fahren noch zu Partys, die meisten jedoch nach Hause.

Selbst in Harrys und Craigs Team – als das betrachten sie sich jetzt, nachdem mehr als elf Stunden überstanden sind – gibt es einen Schichtwechsel. Harrys Mutter wirft Harry und Craig je einen Luftkuss zu und fährt dann nach Hause, um sich ein bisschen auszuruhen. Am Morgen will sie wiederkommen. Rachel macht sich ebenfalls nach Hause auf, damit sie später Tariq ablösen kann, auch wenn der Stein und Bein geschworen hat, die ganze Zeit dabeizubleiben. Smita hat ihrer Mutter versprochen, um eins zu Hause zu sein. Mykal hat ein paar Freunde eingeplant, die im Augenblick schlafen, tief in der Nacht aber mit Leuchtstäben und Koffein herkommen werden.

Auch Mr Nichols Schicht ist zu Ende. Sein Ersatzmann ist schon im Anmarsch, und wir trauen unseren Augen nicht.

Seht doch bloß, rufen wir einander zu. *Das ist Tom!*

Für seine Schüler in Geschichte ist er Mr Bellamy. Aber für uns ist er Tom. Tom! Ist das schön, ihn zu sehen. Einfach toll. Tom ist einer von uns. Tom hat alles mit uns durchgestanden. Tom hat es überstanden. Wie viele von uns hat er im Krankenhaus begleitet, der Erzengel vom St. Vincent's, die gesündere Ausgabe unserer selbst – hat Ärzten Beine gemacht und Schwestern gerufen, uns die Hand gehalten, uns und unseren Partnern, unseren Eltern, unseren kleinen Schwestern, allen und jedem, der es gebrauchen konnte. Wie viele von uns musste er sterben sehen, wie oft musste er Abschied nehmen. Außerhalb unserer Zimmer ließ er seiner Wut, seiner Empörung und Verzweiflung freien Lauf. Aber wenn er bei uns war, schien er ausschließlich von Milde und Güte angetrieben zu sein. Selbst die Menschen, die uns liebten, schreckten anfangs davor zurück, uns zu berühren – eher infolge des Schocks über unser Dahinschwinden, über das merkwürdige Phänomen, dass wir halb schon fort und halb noch da waren, nicht die von einst und dann wieder doch. Tom gewöhnte sich daran. Erst wegen Dennis, an dessen Seite er bis zum bitteren Ende blieb. Danach – nach Dennis' Tod – hätte er gehen können. Wir hätten es ihm nicht übelgenommen. Aber er blieb. Als seine Freunde krank wurden, war er da. Und für die unter uns, die er bis dahin nicht kannte, war er auch immer da – ein Lächeln im Raum, eine Berührung an der Schulter, ein kleiner Flirt, den wir so nötig hatten. Er hätte Krankenpfleger werden sollen. Er hätte Bürgermeister werden sollen. Er hat Jahre seines Lebens an uns verloren, obwohl er selbst das nicht so ausdrücken würde. Er würde sagen, dass er hinzugewonnen hat. Und dass er von Glück reden kann, denn als er sich ansteckte, als sein Blut ihm zum Feind wurde, war schon einige Zeit vergangen, und der Cocktail zeigte Wirkung. Darum hat er überlebt. Hat es zu einem anderen *Danach* geschafft als wir. Ein *Danach* ist es trotzdem. Jeder Tag ist für ihn ein *Danach*. Aber er ist hier. Er lebt.

Ein Geschichtslehrer. Ein freier, freimütiger Geschichtslehrer. Ein Geschichtslehrer, wie wir nie einen hätten haben können. Aber so kommt es, wenn man fast all seine Freunde verliert: Man kennt keine Angst mehr. Ob jemand Drohungen ausstößt oder an irgendwas Anstoß nimmt, spielt keine Rolle, weil du schon viel, viel Schlimmeres überlebt hast. Genauer gesagt überlebst du immer noch. Jeden einzelnen gesegneten Tag.

Es ist stimmig, Tom hier zu sehen. Ohne ihn wäre es nicht das Gleiche.

Und es ist stimmig, dass er die härteste Schicht übernommen hat. Die Nachtwache.

Mr Nichol gibt ihm die Stoppuhr. Tom geht zu Harry und Craig und sagt Hallo. Er hat den Stream verfolgt, aber es ist noch eindrucksvoller, die beiden Jungs in Fleisch und Blut zu sehen. Er gestikuliert wie ein Rabbi oder ein Priester beim Erteilen eines Segens.

»Bleibt dran«, sagt er. »Ihr macht das super.«

Mrs Archer, die bei Harry gleich nebenan wohnt, hat Kaffee mitgebracht und bietet Tom eine Tasse an. Er nimmt sie dankbar entgegen.

Er will alles hellwach miterleben.

Ab und an blickt er zum Himmel empor.

Es wird Mitternacht. Tariq kommt mit den Kommentaren nicht hinterher. Obwohl Harry und Craig per Handy ebenfalls darauf reagieren – es sind einfach zu viele, bei denen man sich der Reihe nach bedanken sollte. Tariq hatte gedacht, im Lauf des Abends, wenn die Leute zu Bett gingen, würde es ruhiger zugehen. Er hat nicht damit gerechnet, dass es sich zu so einem globalen Ereignis auswachsen würde. Wenn in New Jersey Schlafenszeit ist, wachen die Menschen in Deutschland auf. In Australien wird es langsam Nachmittag, in Tokio auch.

Durch den pinkhaarigen Blogger und all die anderen Beiträge, die in die Welt hinausschallen, verbreitet sich die Kunde weiter und immer weiter. Rachel hat in Windeseile eine Facebook-Seite eingerichtet, die jetzt schon fünfzigtausend Fans hat.

Tariq chattet gerade mit jemandem von der Website, über die der Stream läuft, und vergewissert sich, ob die Bandbreite reicht, da hört er hinter sich einen Motor aufröhren; es klingt wie ein vorbeifahrender Laster.

Dann wird gebrüllt:

»SCHWUUUUUCHTEEEELN! DRECKIGE SCHWUUUCHTEELN!«

Gelächter und Gejohle kommen aus dem Wagen, der den Lärm verursacht. Alle drehen sich zu ihm um, und der Wagen rollt über den Parkplatz, macht kehrt und fährt noch mal an ihnen vorbei.

»IHR SEID DOCH BLOSS MIESE SCHWUUUUUCHTELN!«

Wegen der Spots können sie außerhalb ihres Kreises kaum etwas erkennen außer Autoscheinwerfern und einem verschwommenen Kopf, der sich aus dem Beifahrerfenster reckt. Tariq erstarrt. Die Typen werden nicht aussteigen und herkommen, hierher, wo die Kameras laufen und die Polizistin und jede Menge Zeugen sind, das ist ihm klar. Dennoch spürt er instinktiv Furcht.

Harry und Craig hören es ebenfalls. Craig zuckt zusammen, Harry ist halb belustigt und halb sauer. Er weigert sich, besoffene Idioten ernst zu nehmen. Er sieht, wie die Polizistin sich halbherzig ein paar Schritte von dem abgesperrten Bereich entfernt, um den Wagen besser in den Blick zu bekommen. Aber der Fahrer gibt Vollgas, nachdem der Treffer gelandet ist. Harrys Vater fragt Tariq und Smita, ob sie die Typen kennen, ob sie von der Highschool sind. Sie wissen es beide nicht. Mykal gibt die Frage weiter.

Harry macht ein M für Musik und bedeutet Tariq, dass er sie lauter aufdrehen soll. Tariq hat seine Playlist gut durchgeplant – keine Ballade weit und breit um diese unchristliche Zeit, stattdessen nur Lady Gaga, Pink, Kylie, Madonna, Whitney, Beyoncé – die schwulen Sirenen, die dich vom Schlaf weg und auf die Tanzfläche locken. Gerade läuft ein *Express Yourself/Born This Way*-Mashup. Tariq stellt ihn lauter, und Harry bewegt Craig zum Tanzen. Wenn sie schon Schwuchteln sind, dann können sie genauso gut auch tanzen. Schwuchteln, die tanzen und sich küssen.

Tariqs Puls spielt immer noch verrückt, aber er lässt sich von der Musik besänftigen, forttragen von dem, was da eben passiert ist. Er wiegt sich im Takt, kommt langsam in Schwung, stellt sich vor, sie wären in ihrem Club, in ihrem Territorium, in ihrem Reich. Smita regt sich ebenfalls, und selbst Mr Bellamy fängt an zu tanzen, in der Erwachsenenversion. Tariq fällt fast vom Glauben ab, als Mr Ramirez und Mrs Archer, die Kaffee servierende Nachbarin, anfangen mitzusingen. Vermutlich kennen sie die Songs aus *Glee* – wer weiß? Der Polizist, der gerade seine Kollegin abgelöst hat, macht als Einziger nicht mit, doch Tariq ist sich ziemlich sicher, dass er später für ihn noch was von Led Zeppelin in petto hat.

Verrückt, aber Harry ist wieder voll da. Hat er es satt, Craig zu küssen? Und wie. Sie haben es beide satt, schon seit Stunden. Aber darin liegt eben die Herausforderung – sich durchzukämpfen. Wenn man einen Marathon läuft, erwartet man ja auch nicht von jedem Schritt das reine Vergnügen. Die Musik hilft ihm und erinnert ihn daran, dass man die Zeit nach Mitternacht auch anders als schlafend verbringen kann.

Irgendwas trifft ihn am Rücken, und erst kapiert er nicht, was es ist. Fast könnte es Craigs Hand sein, die den Takt mitklopft. Aber dann trifft ihn das zweite Ei direkt an der Schläfe und zerplatzt neben seinem Ohr. Er erschrickt, spürt die glibberige Masse. Ein weiteres trifft ihn am Bein. Instinktiv will er zurückzucken, sich umdrehen. Doch zum Glück ist Craig da, voll da, hebt die Hand, um ihn abzuschirmen und Harry zu bedeuten, dass er bleiben soll, wo er ist. Das Eigelb rinnt ihm übers Gesicht und über den Hals. Craig versucht es wegzuwischen, Harrys Vater ruft etwas, läuft ins Dunkel jenseits der Lichter. Der Polizist ist jetzt im Alarmmodus und spricht in sein Funkgerät. Smita kommt mit einem Handtuch angelaufen, damit Craig das Eigelb von Harrys Gesicht wischen kann. (Niemand sonst darf sie berühren, es sei denn, um »Requisiten anzureichen«.) Tariq steht einen Moment stocksteif da, sieht Mr Ramirez hinterher und fragt sich, was er tun soll. Er schaut auf den Bildschirm, wo die Stream-Kommentare total außer Rand und Band geraten; alle fragen: *Was war das? Was ist da los?* Damit hat er jetzt etwas zu tun – und ruft dämlicherweise vorher noch Harry und Craig zu: »Weiterküssen!« Denn genau das will er jetzt sehen, alle wollen das jetzt sehen. Doch Harry zittert. Er kann nichts dagegen tun. Kann nicht fassen, was passiert ist, und weiß, dass es ihm nicht peinlich sein sollte – ist es aber trotzdem. Er fühlt sich erniedrigt, lächerlich gemacht. Von irgendwelchen Idioten. Er riecht das Ei auf seiner Haut. Obwohl Smita das Handtuch jetzt mit Wasser aus einer Flasche anfeuchtet, damit Craig alles wegschrubben kann, spürt er es immer noch auf der Haut, den Schock beim Aufprall.

Sein Vater kommt mit leeren Händen zurück und sagt etwas zu dem Polizisten. Unmöglich zu erkennen, wer es war. Sie sind zu Fuß abgehauen. Hätten jede Richtung einschlagen können. Mr Ramirez meint, es waren mehr als nur ein Jugendlicher. Aber das lässt sich bei der Dunkelheit schwer sagen.

Craig merkt, dass Harry zittert. Er umschlingt ihn fester, spürt den Eierfleck auf Harrys Hemdrücken. Craig formt mit den Händen ein K – *Klamotten* – und deutet auf Harry. Mr Bellamy begreift und hält Harry eine Kapuzenjacke hin. Harrys Zittern wird stärker, und Craig packt ihn am Hinterkopf, damit er nicht von ihm wegzittert. Harry streckt die Arme aus und lässt sich von Craig in die Jacke helfen. Ein merkwürdiges Gefühl, so angekleidet zu werden, aber er ist dankbar für die zusätzliche Wärme.

Es ist vorbei, denkt er.

Nein, ist es nicht. Noch nicht. Denn jetzt werden im Dunkeln Stimmen laut. Kommen näher. Und Punktlichter – Taschenlampen. Es ist 0:23 Uhr, und es kommen Leute her, um Beistand zu leisten. Sie haben gesehen, was passiert ist, und halten es nicht länger zu Hause aus. Nicht nur Harrys und Craigs Freunde, auch deren Eltern. Jim, der Typ von der Technikertruppe, ist in den Keller geflitzt und kommt mit weiteren Beleuchtungskörpern an. Es sind mindestens ein Dutzend Leute. Und dann mehr als ein Dutzend. Smitas Mutter ist da. Zwei weitere Polizisten. Und ein Mann, den Harry noch nie gesehen hat, taucht auf, geht stracks zu Mr Bellamy und sagt: »Ich bleibe hier bei dir.« Sie tragen die gleichen Ringe.

Es geht zu wie im Taubenschlag. Jim montiert weitere

Leuchten, damit die Rasenfläche besser zu sehen ist. Und während die Leute vorher in kleinen Plaudergrüppchen zusammengestanden und zugesehen haben, bilden sie jetzt eine Kette, eine Wand zwischen Harry und Craig und der Außenwelt. Schützen sie.

Die Musik läuft ununterbrochen weiter. *Can't Get You Out of My Head* wummert durch die Nacht. Harry spürt, dass Craigs Aufmerksamkeit auf irgendetwas gelenkt wird. Er späht zur Seite und sieht zwei Gestalten näher kommen.

Craigs Mutter. Und sein ältester Bruder Sam, der die Zwölfte in der Highschool besucht.

Sie steuern auf Craig zu, und seine Mutter fragt, ob mit ihm alles okay sei.

Er nickt fast unmerklich.

»Sam hat zugesehen und uns Bescheid gesagt.«

Uns. Craig hört das *uns* und checkt es erst nicht. Dann sind auch sein Vater und sein anderer Bruder Kevin da.

»Musste noch parken«, sagt sein Vater. »Deine Mutter wollte nicht so lange warten.«

Es trifft Craig wie ein Schlag. Da steht er und *küsst Harry, direkt vor seinem Vater.* Sein Verstand kommt nicht hinterher. Nicht die Spur.

Harrys Vater tritt zu ihnen, macht sich mit Craigs Vater und seinen Brüdern bekannt und sorgt unauffällig dafür, dass sie den Kameras nicht im Weg stehen. Craig sieht, wie sein Vater Harrys Vater mustert; Harrys Vater gibt sich alle Mühe, einen guten Eindruck zu erwecken.

Kevin, der erst in der Siebten ist, scheint nicht zu kapieren, warum man ihn geweckt hat. Sam hingegen behält Craig im Blick. Hätte man Craig zehn Minuten zuvor gesagt, dass Sam bei den Typen im Auto gesessen und »SCHWUCHTELN!« gebrüllt hätte, wäre er nicht weiter überrascht gewesen. Doch jetzt muss er akzeptieren, dass sich der Blick seines Bruders nicht so einfach abtun lässt. Es ist nicht der vernichtende Blick eines älteren Bruders. Wahrscheinlich versucht er einfach nur, die Situation zu begreifen, genauso wie Craig.

»Wir bleiben nicht lange«, sagt Craigs Vater.

»Aber wir sind doch gerade erst gekommen«, quengelt Kevin.

»Es ist schon spät. Wir wollten nur nachsehen, ob mit ihm alles in Ordnung ist, und das ist es ja offenbar.«

Craig spürt, dass sein Vater weiter auf Abstand bleibt – aber immerhin, er ist ihm näher, als Craig gedacht hätte. Was seine Mutter wohl zu ihm gesagt hat? Wie hat sie es ihm erklärt?

»Ich bleibe da«, murmelt Sam.

Craigs Vater wirkt nicht sonderlich erfreut.

»Es ist weit nach Mitternacht«, sagt er mit erhobener Stimme. »Du fährst mit uns zurück nach Hause.«

Sam grinst spitzbübisch und sagt: »Aber wenn *Craig* so lange wegbleiben darf …«

Craig spürt, wie Harry sich innerlich vor Lachen schüttelt.

Craigs Vater findet es allerdings nicht besonders komisch.

»Treib es nicht auf die Spitze«, sagt er. »Bis hierher und nicht weiter.«

Sam überlegt. Craig versucht es mit einem flehentlichen Blick in seine Richtung: *Geh einfach.* Nicht dass Sam bisher je auf ihn gehört hätte.

Craigs Mutter schaltet sich ein. »Wir können doch morgen alle wieder herkommen«, sagt sie und bugsiert Sam behutsam zurück Richtung Auto.

»Wir werden hier sein!«, kommt es, vielleicht ein bisschen zu aufgekratzt, von Harrys Vater.

Craigs Mutter betrachtet die menschliche Schutzwand, die sich unterdessen gebildet hat. Der Gesichtsausdruck, mit dem sie sich wieder Craig zuwendet, ist schwer zu deuten. Vielleicht soll aber auch genau das zum Ausdruck kommen: etwas vollkommen Undefiniertes.

Craig zeigt zum Parkplatz und macht das Okay-Zeichen, damit sie weiß, dass es okay ist, wenn sie fährt. Auch wenn ihn niemand danach gefragt hat.

So schnell wie sie aufgetaucht ist, verschwindet Craigs Familie zurück nach Hause.

Harry riecht immer noch das Ei auf seiner Haut.

Um zwei Uhr morgens wird Cooper auf der Rückbank seines Autos wach. Von dem Versuch, da irgendwie Platz zu finden, tun ihm alle Knochen weh. Das Gurtschloss hat sich in seinen Rücken gebohrt. Beim Blick auf die Uhr kommt blanke Enttäuschung in ihm hoch – es soll entweder schon fünf oder sechs sein oder weiter Schlafvergessenheit herrschen. Er hat noch nie in seinem Auto übernachtet und weiß nicht, wie viele Male er das noch schaffen wird. Wenn das hier jetzt sein Leben ist, wenn das hier jetzt aus seinem Leben geworden ist, dann ist es seinem Gefühl nach noch kläglicher als zuvor. Er hätte frische Kleidung mitnehmen sollen. Und etwas zu essen. Es sind nicht einmal Stimmen in seinem Kopf, die ihm das sagen – wenn es Stimmen gäbe, wäre es sehr viel einfacher, dann könnte man mit ihnen ein Gespräch anfangen. Aber solche Sachen *weiß* er einfach, dazu braucht es keine Stimmen. Er könnte sich mit seinem Handy ablenken, aber das hat fast keinen Saft mehr, und zum Aufladen muss der Motor laufen. Außerdem steht ihm das Handy bis hier. Das Handy, die

Männer und die Jungs. Und alle, die so dringend angetörnt werden wollen, dass sie nur noch eingleisig denken und von einer eingleisigen Minute zur nächsten leben. Und wo führt dieses Gleis hin? Männern und Jungs in ganz Amerika kommt es, und nicht einer von ihnen interessiert sich auch nur die Spur für Cooper. Ja, okay, wenn sie in der Zeitung von ihm lesen würden, wären sie wohl traurig. Andererseits wäre ihnen vermutlich gar nicht klar, dass das der Junge ist, mit dem sie am Abend zuvor noch gechattet haben.

Cooper glaubt nicht daran, dass es morgen besser sein wird. Oder sonst irgendwann. Nein, eigentlich nicht. Wir würden ihm gern auf tausenderlei Art sagen, dass er falsch liegt. Aber wer sind wir schon? Selbst wenn wir sprechen könnten, selbst wenn wir an das Fenster klopfen und ihn dazu bewegen könnten, es herunterzukurbeln, er würde uns niemals Glauben schenken – wenn man bedenkt, wie viel Glauben er sich selbst und der Welt schenkt.

Sein Kopf steht jetzt in Flammen, und es wird Stunden dauern, bis er sich so weit abgekühlt hat, dass an Schlaf überhaupt zu denken ist. Er ist wütend auf seinen Vater, wütend auf seine Mutter, aber was ihm am meisten zusetzt, ist das Gefühl, dass all das unvermeidlich war, dass aus ihm nichts anderes werden konnte als ein Junge, der in seinem Auto schlafen muss, und er es sowieso niemals durch die Highschool geschafft hätte, ohne sich erwischen zu lassen. Seine Begierden haben ihn verbittern, seine Impulse ihn ins Leere laufen lassen. Er verachtet sich, und das ist die Flamme, die seinen Kopf in Brand setzt.

Er ist zu müde, um etwas dagegen zu unternehmen. Zu müde, um den Motor anzulassen und sein Handy aufzuladen. Zu müde, um zu überlegen, wo er lieber wäre. Zu müde, um irgendwohin zu flüchten. Zu müde, um allem ein Ende zu machen. So bleibt er denn auf der Rückbank, krümmt und windet sich, findet keine behagliche Position. Nicht imstande zu schlafen. Nicht imstande zu leben. Nicht imstande sich davonzumachen.

Immer wieder wurden wir mitten in der Nacht wach. Manchmal hatten wir Schläuche im Hals. Manchmal waren wir an Apparaturen angeschlossen, die lebendiger zu sein schienen als wir. Manchmal war die Dunkelheit mit Licht durchsetzt. Manchmal hatten wir geträumt, wir wären zu Hause, und unsere Mutter wäre im Zimmer gleich nebenan. Das Zimmer, in dem wir erwachten, kannten wir nicht, oder wir kannten es nur zu gut. Der letzte Halt. Endstation. Und wir dort, gefangen in jenen endlosen, unbarmherzigen Stunden. Nicht imstande zu schlafen. Nicht imstande zu leben. Nicht imstande uns davonzumachen.

Die Welt ist nun stiller. Ganz still ist sie nie, aber sie kann stiller werden. Was sind wir nur für seltsame Geschöpfe, dass wir Ruhe als friedlich empfinden, wo ewige Ruhe doch das ist, wovor uns am meisten graut. Aber auf die Nacht trifft das nicht zu. Die Nacht lässt immer noch Geräusche hören, sie raschelt und knarzt und wispert und röchelt, fast unhörbar. Wir fürchten nicht die Dunkelheit, sondern unsere Hilflosigkeit in ihr. Welche Gnade, mit den übrigen Sinnen ausgestattet zu sein.

Um vier Uhr morgens brennen in diesem Ort nur noch wenige Lichter, und die meisten davon aus Versehen. Wir zählen den einen oder anderen nächtlichen Leser, den einen oder anderen nächtlichen Umherstreifer, den einen oder anderen Nachtarbeiter. Aber sonst schlafen nahezu alle.

Bis auf uns.

Und die, die auf der Rasenfläche vor der örtlichen Highschool versammelt sind. Dort küssen sich zwei Jungs, immer noch. Mit schmerzenden Muskeln, müden Mündern und schweren Lidern halten Harry und Craig sich aneinander fest, an den Kräften in ihrem Innern, die sie wach bleiben lassen. Um vier Uhr morgens kann es einem so schwindlig sein, dass selbst die Sterne Töne von sich geben zu scheinen. Harry und Craig wiegen sich zum Klang dieser Sterne – der wenigen, die über ihren Köpfen glimmen – und zugleich auch zu den Klängen aller unsichtbar bleibenden Sterne, all jener Nebelflecken, die unerreichbar und doch vorhanden sind. Um vier Uhr morgens kann man sich vorstellen, das ganze Universum blicke auf einen herab. Harry und Craig tanzen für das Universum, und für die Freunde, die sich versammelt haben, den Ring der Menschen, der sie weiter umgibt. Mr Ramirez schnarcht auf seinem Stuhl leise vor sich hin. Tariqs Finger verwandeln Tasten in Sprache, in Antworten auf Anfragen aus Rom, Edinburgh und Dubai. Smitas Mutter nimmt Kaffeebestellungen entgegen. Jim lacht über etwas, das ein anderer aus der Techniktruppe gesagt hat. Mr Bellamy, unser Tom, sagt zu seinem Mann, dass alles in Ordnung ist und er nach Hause gehen und eine Runde schlafen soll.

Harry und Craig tanzen auch zu diesen Klängen. Craig braucht Halt, und Harry hält ihn. Harry lässt seine Gedanken wandern – zu Büchern und Filmen, die er gelesen und gesehen hat, zu dem, was er ihren Zehntausenden Zuschauern vielleicht gern sagen würde. Craigs

Gedanken dagegen wandern nicht viel weiter als bis zu Harry. Nach all dem, was geschehen ist, vergräbt sich Craig in Harrys Nähe, in der Vertrautheit seines Körpers, seiner selbst. Das hat ihm gefehlt, als es nicht mehr da war, danach ruft seine Einsamkeit. Er weiß, warum Harry ihn küsst, aber für Craig ist es dennoch ein Kuss. Er kann nicht anders, weil es ihm hilft. Er kann sich nicht anders helfen, weil er es gerade jetzt so sehr braucht.

Damit macht er nichts verkehrt. Wenn du dich an etwas festhalten musst, dann tu es. Was immer dir hindurch hilft, nimm es.

Harry braucht ihn umgekehrt ebenfalls. Auch wenn er sich im Augenblick nicht auf dieses Bedürfnis konzentriert, es ist da. Er fühlt sich so sicher darin, dass er sein Vorhandensein kaum bemerkt. So wie die Kühle der Nacht und die kleinen Geräusche, den Soundtrack der Sterne.

Wir kennen das Bedürfnis, sich festzuhalten. Wir halten uns an euch fest. Das heißt, am Leben.

Ihr habt Musik unter euren Fingerspitzen. Welchen Song ihr auch hören wollt, schon ist er da.

Das lässt uns staunen. Die unendliche Jukebox.

Wenn wir einen Song hören wollen, müssen wir uns an die Klangwellen halten, die ihr durch die Luft schickt. Doch es gibt Momente, die so greifbar, so in Einklang mit einem Song sind, den wir einmal gekannt haben, dass er sich von allein spielt – auf einem längst verlorenen Kassettenrecorder, über den selbst unsere Erinnerung keine Kontrolle zu haben scheint.

Wie der Moment, in dem Ryan aufwacht und an Avery denkt, und der Moment (vierzig Minuten später), in dem Avery aufwacht und an Ryan denkt. Nur das Geräusch ihres Atems, als sie sich in den Tag blinzeln, nur ein Verlagern auf der Matratze, ein versehentlich zu Boden fallendes Kissen. Mehr sollten wir eigentlich nicht hören, und doch ist da die unverwechselbare Stimme von Aretha Franklin in unserem Ohr, die singt: »*What a Diff'rence a Day Made.*« Beide erwachen in Glück statt in Unsicherheit, in einer besseren Version der Welt, weil das Gestern so willkommen war. Niemals würden sie es so ausdrücken wie Aretha, wenn es aus ihr herausbricht: »*It's heaven, heaven, heaven when you / When you find love and romance on the menu.*« Los, hört es euch an – ihr habt es direkt unter den Fingerspitzen, und es kostet weniger als ein Schokoriegel. Dem Text merkt man die Jahre an, aber die Musik hat Gültigkeit auf ewig – die Freude angesichts der Entdeckung, dass die richtige Person im richtigen Moment sämtliche Fenster aufstoßen, sämtliche Türen öffnen kann.

Rings um Harry und Craig erwacht die Welt.

Harry hebt die Füße und wackelt mit den Zehen – alles tut weh und ist geschwollen. Sein Rücken fühlt sich an, als hätte man ihm Schmirgelpapier zwischen die einzelnen Wirbel gesteckt. Sein Hals ist ein Drahtbügel, an dem ein Elefant zieht. Seine Augen sind ausgetrocknet, sein Körper ist feucht und klamm. Immer noch riecht er das Ei, spürt es. Aber vielleicht ist es auch nur der Schweiß, der nach zwanzig Stunden eben so riecht und sich so anfühlt. Trotz der ganzen Stromkabel und Apparate um ihn herum wünschte er, es würde anfangen zu regnen.

Craig würde sich gern die Zähne putzen. Bei den Übungssessions haben er und Harry mit Mundspülung experimentiert, aber das funktionierte einfach nicht, es war unmöglich, sich zu küssen und gleichzeitig auszuspucken. Craigs Phantasien von Harry sind normalerweise sehr kunstvoll und gehoben – Tanzen im Smoking quer durch die Halle des Grand Central Terminal, oder

Kanufahren auf einem See, während die Welt ringsherum mit einem Schlag von Sommer zu Herbst übergeht, alle Bäume zugleich in Farbe entflammen. Doch nun richtet sich Craigs tiefgründigste, klarste Phantasie darauf, dass sie sich hinsetzen. Jawohl. Er und Harry, auf die zwei Stühle da drüben. Hinsetzen. Nicht mal mehr Händchen halten. Nicht mehr küssen. Einfach nur dasitzen und verschnaufen. Ohne irgendwen sonst auf der Welt. Nur sie beide, die sich hinsetzen.

Wir sehen uns gern als Geschöpfe, die mit besonderer Intelligenz begabt sind. Doch eine unserer schönsten Eigenschaften ist die Unfähigkeit, eine in Aussicht stehende Erfahrung im Voraus tatsächlich durchzuspielen. Unsere Vorahnung von Freude ist nie das Gleiche wie die Freude selbst, unsere Vorahnung von Leid ist nie das Gleiche wie das Leid an sich. Und unsere Vorahnung einer Herausforderung ist keinesfalls die gleiche Erfahrung wie die Herausforderung selbst. Würden wir tatsächlich spüren, wovor wir uns weit vor der Zeit fürchten, wären wir traumatisiert. Stattdessen wagen wir uns hinaus ins Leben, in dem Glauben zu wissen, wie es sein wird – und wissen doch nichts davon. Schon jetzt sind Craig und Harry weit über alle Erwartungen und Vorbereitungen hinaus. Sie müssen jeden Augenblick so gestalten, wie er eben kommt, und werden damit kreativ. Jawohl, kreativ. Dazu muss man nicht schreiben oder malen oder bildhauern. Man muss einfach etwas erschaffen. Und genau das tun Craig und Harry gerade, Sie erschaffen einen Kuss, und damit ihre Geschichte, ihr Leben.

Das kann ein sehr schmerzhafter Prozess sein.

Wir, die wir nichts mehr erschaffen können, schaffen es, Stunden, Tage und Monate dazustehen und nichts zu empfinden. Man sollte nicht meinen, dass wir körperlichen Schmerz vermissen, nach all dem, was wir an Schmerz erduldet haben. Und doch ist es so. Wir vermissen ihn. Wir vermissen den Preis, den wir für das Leben bezahlt haben. Weil er zum Leben dazugehörte.

Das Ausmaß von Craigs und Harrys Erschöpfung ist uns wohl vertraut. Manche finden es vielleicht töricht von ihnen, sich das anzutun, vor allem falls sie am Ende scheitern sollten. Doch wir verstehen den Drang, über die Erwartung und die Vorbereitung hinauszugehen. Wir verstehen das Verlangen, etwas zu erschaffen, Neuland zu betreten. Jedes Gramm des Raums zu spüren, den man in der Welt einnimmt. Durchzuhalten.

Rings um den Erdball leuchten Bildschirme auf. Rings um den Erdball strömen Worte durch Kabel. Rings um den Erdball schrumpfen Bilder zu winzigen Teilchen und sind im nächsten Moment wieder heil und ganz. Rings um den Erdball sehen Menschen die zwei Jungs, die sich küssen, und entdecken darin etwas.

Ringsum im Ort werden Jungen und Mädchen wach. Ringsum im Ort kommen Männer und Frauen in Gang. Ringsum im Ort werden Beschwerden laut, hallt Fassungslosigkeit hin und her. Ringsum im Ort wird Frühstück serviert und verzehrt. Ringsum im Ort scheint alles wie immer, und dann auch wieder nicht, wenn man bedenkt, was auf der Rasenfläche vor der Highschool geschieht.

Die ersten Kamerateams von lokalen Fernsehsendern trudeln ein.

Kurz nach dem Aufwachen sitzt Peter an seinem Computer. So strukturiert ihr heutzutage eure Tageslandschaft – checkt die Posteingänge, lest die Nachrichten, seht die Berichte eurer Freunde über sich selbst, empfangt das

140-Zeichen-Gezwitscher und siebt die Informationen heraus, die ihr braucht. Es ist eine höchst trügerische Welt, die euch ständig zu Kommentaren auffordert, sich aber eigentlich nicht dafür interessiert, was ihr zu sagen habt. Die Illusion, mit dabei zu sein, kann manchmal dazu führen, dass man tatsächlich mit dabei ist. Aber häufig führt sie nur zu weiteren Illusionen, die vorgeben, Realität zu sein.

Die Schlagzeilen bei Yahoo beanspruchen Peters Hirn nicht über Gebühr. Die neuesten Großtaten einer reichen Tussi in ihrer eigenen Fernsehshow, die neueste Umfrage, laut der Amerikaner erstmals dunkler Schokolade den Vorzug vor Vollmilchschokolade geben. Peter muss all das erst zur Kenntnis nehmen, bevor er es abtut – wie viel an Informationen drängt sich da in dein Bewusstsein und will sich dort festsetzen, damit du dir die neue Show ansiehst und die neue Schokolade kaufst. Schnell klickt er auf den Stream mit den beiden küssenden Jungs und sieht zu seiner Erleichterung, dass sie immer noch da sind, sich immer noch küssen. Zweiundzwanzig Stunden geschafft, weniger als zehn Stunden noch vor sich. Er scrollt durch die Kommentare – viel Zuspruch, aber auch nicht wenig Hass. Diese Worte sind jetzt in seinem Zimmer, in seinem Leben. Wie kann er sie nicht persönlich nehmen? Wenn du die Welt einlässt, öffnest du dich der Welt. Auch wenn die Welt nichts von dir weiß.

Die Kamerateams laden ihre Ausrüstung aus. Die Reporter checken ihr Make-up und taxieren die Lichtverhältnisse.

Harry empfindet eine gewisse Befriedigung – schließlich sollte die Aktion Aufmerksamkeit erregen, und jetzt ist sie da. Craig ist ein bisschen unwohl zumute; zugleich ist er erleichtert, dass er sich keine Sorgen mehr machen muss, seine Eltern könnten das hier ohne Vorwarnung zu Gesicht bekommen, könnten den Kanal einschalten und auf etwas Unerwartetes stoßen.

Die Nachrichtenteams – insgesamt drei – sind aufdringlich. Sie wollen Fragen stellen, nah herankommen. Die Polizisten sorgen dafür, dass sie hinter dem Nicht-Tatort-Absperrband bleiben. Aber trotzdem ... saugen sie der ganzen Szenerie die Luft aus. Sind das neue Schwerkraftzentrum für die Menge. Völlig neue Leute lassen sich sehen und hören. Craigs und Harrys Freunde sind da, ja, aber da sind auch welche, die sagen, das hier sei ein Verbrechen, es müsse ein Ende haben, es sei ein Schlag ins Gesicht für die Highschool, für den Ort, für die Gesellschaft. Die Sucher der Kameras richten sich auf sie, und sie lassen sich nur zu gern finden.

Ihr seid stets so bereit, euch zur Schau zu stellen. Ihr habt euch an die Allgegenwart von Objektiven und Kameras gewöhnt, ob sie in den Hosentaschen eurer Freunde stecken oder euch von Straßenlaternen herab beobachten. Wir hatten noch die freie Wahl. Ein Bild auf einer Filmrolle einzufangen, es zu entwickeln und auf Papier sichtbar werden zu lassen, war ein langer und mühseliger Prozess. Wenn wir uns zur Schau stellten, dann meist nur vor anderen Leuten in einem Raum. Wir waren alle Schauspieler, genauso wie ihr jetzt. Aber wir hatten kein so großes Publikum wie ihr. Und unsere Auftritte glichen denen auf einer Bühne – flüchtig, nicht festzuhalten.

Harry und Craig taten sich nicht schwer damit, solange nur die Kameras ihres Teams liefen. Selbst mit Zehntausenden Zuschauern hatten sie nicht das Gefühl, dass deren Blicke sich auf sie hefteten, jedenfalls nicht mehr als üblich. Für sie waren diese Zuschauer keine Fremden, sondern Freunde. Aber ein Kamerateam, das sich auf sie einschießt, ist etwas anderes. Und Reporter, die ihre Story aus einer distanzierten Reporterperspektive darstellen, sind auch etwas anderes. Hinter ihrem Projekt stand für Craig und Harry ein ernstes Anliegen, doch jetzt sind sie ihrem Gefühl nach nur noch ein kurioses Objekt für Schaulustige. Und sie können sich nicht zu Wort melden, können kein Wort sagen. Sie müssen sich weiter küssen.

Tariq ist zu schüchtern, um an ihrer Stelle zu sprechen. Im Hinterkopf stellt er sich vor, wie sämtliche gewaltbereiten Homophoben sich seinen Namen notieren und für später merken. Schließlich tritt Harrys Vater vor und erläutert, worauf das Ganze abzielt. Smita erklärt kurz und knapp die Motive der Unterstützer. Mr Bellamy – Tom – eröffnet den Reportern, dass er an der Schule unterrichtet und hundertprozentig hinter den Jungs steht, womit er womöglich seinen Job riskiert. Er gibt sich nicht als Schwuler zu erkennen, macht aber auch keine Anstalten, es zu verbergen.

Craig versucht, sich weiter aufs Küssen zu konzentrieren. Bei so viel Ablenkung ist es das Beste, sich ins Gedächtnis zu rufen, wozu man eigentlich hier ist.

Gerüchte verbreiten sich wie ein Lauffeuer, pflegten unsere Eltern warnend zu sagen. Es ist lustig, jetzt daran zurückzudenken. Damals dachten wir, sie verbreiteten sich wer weiß wie schnell, aber was wussten wir schon.

Avery fährt wieder nach Kindling. Ryan wäre auch nach Marigold gekommen, hat dann aber zugegeben, dass er kein Auto hat und sich von irgendwem eins leihen müsste. Avery macht es nichts aus – er fährt gern Auto, ist gern auf der Straße unterwegs.

Irgendwann fängt die Musik, die er hört, wieder von vorne an, und darauf hat er keine Lust. Als der Schlitz die CD auswirft, schaltet sich das Radio ein – ein Sender, der nachmittags und abends die Top 40 durchnudelt, vormittags aber viel zu viel Gerede bringt. Normalerweise würde Avery einfach eine andere CD einlegen, doch seine Ohren spitzen sich, als er das Wort *Schwule* hört – und den Tonfall, in dem es ausgesprochen wird. Abschätzig. *Verächtlich.*

»So sind sie nun mal, die Schwulen – schrecken vor nichts zurück, um uns mit ihrem ekelerregenden Verhalten blöd zu kommen, und tun dann so, als wären sie die armen Opfer. Ich will so was nicht sehen, und ich will auch nicht, dass meine Kinder so was sehen müssen.«

Der Moderator fragt: *»Ihrer Meinung nach haben sie also kein Recht dazu?«*

»Ich glaube nicht, dass die Gründerväter unseres Landes zwei Homosexuelle im Sinn hatten, als sie die Verfassung schrieben. Mehr sage ich nicht.«

»Und hier nun unser nächster Anrufer.«

»Ich verstehe nicht, wieso man die nicht verhaftet. Es ist schließlich ein öffentlicher Ort.«

»Nun ja, die Polizei schützt die beiden Jungen –«

»Die sollten sich was schämen und gefälligst ihren Job machen.«

»Ganz Ihrer Meinung. Nächster Anrufer.«

»Ich finde es tapfer, was die Jungs da machen.«

»Tapfer? Die sollen in die Armee eintreten, wenn sie tapfer sein wollen.«

»So in aller Öffentlichkeit –«

»Sollen sie sich doch ein Zimmer nehmen! Nächster Anrufer!«

Avery weiß nicht, wovon hier die Rede ist, und während der Fahrt kann er auch nicht online gehen und nachsehen. Er hat ein seltsames, schwer zu bestimmendes Gefühl. Die Leute im Radio reden nicht über ihn, das weiß er. Aber in ihrer pauschalen Verurteilung reden sie eben doch über ihn. Und über uns. Denn viele von ihnen sind in unserem Alter oder älter und stecken gedanklich in vergangenen Jahrzehnten fest. Die Schwulen von heute, die Schwulen von gestern – für sie ist das alles die gleiche Soße, ein Ärgernis, eine Verirrung. Im Grunde gar keine Menschen, sondern bloß etwas, worüber man herumbrüllen kann.

»Wenn wir das weiterlaufen lassen, was kommt dann als nächstes? Männer, die in der Kirche Sex mit Hunden haben? Soll das freie Meinungsäußerung sein?«

Der Ausdruck *sich ein vorschnelles Urteil bilden* ist blöd. Wenn es um Urteile geht, müssen die meisten von uns gar nichts mehr bilden – wir haben sie längst bei der Hand.

Keiner von denen, die sich da im Radio äußern, kennt Craig oder Harry oder interessiert sich auch nur im Mindesten dafür, wer Craig und Harry sind. Sobald man nicht mehr über einzelne Menschen, sondern über eine Gruppe redet, ist das Urteilsvermögen getrübt. Wir haben diesen Fehler oft genug begangen.

»Es gilt nicht, wenn es zwei Jungs sind. Das gilt nicht als Weltrekord.«

Avery sollte Musik einlegen, die Stimmen zum Verstummen bringen, das weiß er. Aber von uns kann keiner weghören. Was lähmt schon mehr als Äußerungen von Menschen, die einen hassen?

Im finstersten Winkel unseres Herzens dachten wir einst, dass sie am Ende recht hätten.

Das denken wir nicht mehr.

Cooper ist auch im Auto unterwegs, aber das Radio ist aus. Ein Hämmern auf die Windschutzscheibe hat ihn geweckt – und eine Stimme, die ihm mitteilte, dass er von dem Parkplatz runter müsse.

In Coopers Kopf braut sich allmählich etwas zusammen. Die Chemikalien ballen sich, manche davon am falschen Ort. Er sollte über frische Kleidung nachdenken, über eine Dusche, übers Nachhausefahren. Er sollte daran denken, dass seine Eltern heute Vormittag wahrscheinlich in die Kirche gehen und er sich in der Zeit ins Haus schleichen und weitere Sachen holen könnte. Er sollte sich einen nächsten Schritt überlegen. Das Ganze wichtig nehmen.

Aber Cooper hat viel zu viel Abstand von allem, um es wirklich wichtig zu nehmen. Es kommt ihm vor, als säße er als Einziger in einem Kino und sähe auf eine leere Leinwand. Seine Eltern werden sich nicht ändern. Die Welt wird sich nicht ändern. Er wird sich nicht ändern. Warum also einen Versuch machen? Er ist zu müde, um dagegen anzukämpfen, zu müde, um sich in sein Elternhaus zu schleichen, zu müde, um bei irgendeiner Hotline anzurufen oder einen seiner Kontakte zu bitten, für eine oder zwei Stunden so zu tun, als wären sie befreundet.

Zu glauben, dass man schon tot ist, ist eine nahezu todsichere Methode, sich umzubringen. Manche von uns haben nie aufgehört zu kämpfen, nie aufgegeben. Andere schon. Für wieder andere wurde das Leid zu groß, ihr Leben bestand nur noch daraus, sich ans Leben zu klammern, und das reichte nicht zum Bleiben. Also haben wir uns ausgestempelt. Haben schlappgemacht. Aber von unseren Gründen weiß Cooper nichts. Wenn er für einen Augenblick aus seinem Leben heraustreten könnte, es so sehen könnte, wie wir es sehen, dann wüsste er, dass es, auch wenn es seinem Gefühl nach so gut wie vorbei ist, noch tausend verschiedene Wege einschlagen kann.

Seine Eltern rufen ein weiteres Mal an, bevor sie zur Kirche gehen.

Er schaltet das Handy aus. Aber er bringt es nicht über sich, es wegzuwerfen.

»Hoffentlich stecken sie sich gegenseitig mit AIDS an«, sagt die Anruferin zum Radiomoderator. *»Und wenn sie an AIDS sterben, zeigen sie das hoffentlich auch im Internet, damit die Kinder wissen, was passiert, wenn man sich so küsst.«*

Der Moderator gluckst und fragt nach dem nächsten Anrufer.

»Macht das aus.«

Neil ist in die Küche gekommen und kann es nicht fassen, was seine Eltern sich da anhören, in Gegenwart seiner Schwester.

»Was denn?« Sein Vater sieht blinzelnd von der Sonntagszeitung auf.

Neil schaltet das Radio aus. »Wie könnt ihr euch so was anhören? Wie bloß?«

»Wir haben gar nicht richtig zugehört«, sagt seine Mutter. »Es lief einfach.«

»Die Frau hat gesagt, sie will, dass die Leute an AIDS sterben«, berichtet Miranda, die elf ist.

Neils Vater bringt sie mit einem Blick zum Schweigen. Neils Mutter seufzt.

»Wir haben gar nicht richtig zugehört«, sagt sie noch einmal.

Neil weiß, dass er es dabei belassen sollte. Dieser Haushalt funktioniert mithilfe einer Reihe stillschweigender Waffenstillstände, die eher instinktiv ausgehandelt wurden als im offenen Gespräch. Für Neils Eltern, so sieht er es, ist sein Schwulsein ein offenes Geheimnis. Sie kennen Peter, sie wissen, was Sache ist, aber die Sache wird nie laut ausgesprochen. Neil kann seine Lebensversion leben, und seine Eltern können an ihre Version vom braven Sohn glauben.

Aber *offenes Geheimnis* ist eine Lüge, die wir uns selbst gern auftischen. Die wir uns, ob krank oder gesund, oft aufgetischt haben. Sie taugt nichts, denn wenn da immer noch ein Geheimnis ist, kann man nicht völlig offen sein. Aus Gründen der Selbsterhaltung ist es manchmal das Beste, mit etwas hinterm Berg zu halten. Aber für gewöhnlich kommt irgendwann ein Moment –

und bei Neil ist es gerade soweit –, an dem du dir nicht mehr von der Selbsterhaltung diktieren lassen willst, wer du bist und wer deine Eltern sind. Waffenstillstände mögen den Gefechten ein Ende setzen, aber halb und halb wirst du immer das Gefühl haben, weiter im Krieg zu sein.

Neil sollte es dabei belassen, aber das tut er nicht. Er kann sich nicht an die Namen erinnern, aber er denkt an Harry und Craig, die sich küssen. Er denkt an Peter und daran, dass dessen Eltern ihn mit offenen Armen aufnehmen, als gehöre er zur erweiterten Familie. Er denkt daran, dass seine Schwester diesen Schrott im Radio mitbekommen hat und seine Eltern nichts dagegen sagen.

»Wie könnt ihr das nicht hören?«, fragt er seine Mutter. »Wie könnt ihr einfach dasitzen, wenn so was im Radio kommt?«

Sein Vater schlägt einen versöhnlichen Ton an. Er ist immer der »gute Bulle«. Neil hat es satt, dass seine Eltern überhaupt wie Bullen sind.

»Wir haben wirklich nicht hingehört. Sonst hätten wir es ausgeschaltet. Wir haben die Nachrichten zur vollen Stunde gehört und es weiterlaufen lassen.«

»Wenn jemand so was sagt, *solltet* ihr aber hinhören!« Neil wird laut.

Seine Mutter mustert ihn wie einen unfähigen Angestellten. »Warum sollten wir denn da hinhören?«

»Weil ihr einen schwulen Sohn habt.«

Miranda klappt der Unterkiefer herunter. Das ist die interessanteste Unterhaltung im Familienkreis, die sie jemals erlebt hat. Ein unanständiges Wort aus Neils Mund hätte sie alle nicht weniger schockiert.

Er hat den Waffenstillstand gebrochen.

»Neil ...« Der Tonfall seines Vaters ist mahnend und teilnahmsvoll zugleich.

»Nein. Wenn irgendein Arschloch im Radio sagen würde, dass alle Einwanderer dorthin zurückgehen sollen, wo sie hergekommen sind, würde euch das nicht entgehen. Ihr würdet es hören, auch wenn ihr nicht direkt zuhört. Wenn sie sagen würden, sie hoffen, dass alle Koreaner an AIDS sterben, würde euer Blut mit jedem Wort wilder kochen. Aber wenn sie über Schwule reden, lasst ihr es schleifen. Wozu da groß hinhören? Ihr findet es *akzeptabel*. Auch wenn ihr anderer Meinung seid – ich sage nicht, dass ihr mir AIDS an den Hals wünscht, weil ich Peter küsse –, akzeptiert ihr es, wenn jemand anderer so was sagt. *Ihr lasst es geschehen.*«

Wir versuchten ihnen klarzumachen, was los war. Dass die Krankheit sich ausbreitete. Dass wir Ärzte brauchten. Und Wissenschaftler. Vor allem brauchten wir Geld, und dafür brauchten wir Aufmerksamkeit. Wir legten unser Leben in die Hände anderer, und die meisten sahen uns verständnislos an und fragten: *Welches Leben? Welche Hände?*

»Ich bin schwul. Ich war schon immer schwul und werde immer schwul sein. Das müsst ihr kapieren, und auch, dass wir keine richtige Familie sind, bis ihr es kapiert.«

Neils Vater schüttelt den Kopf. »Natürlich sind wir eine Familie! Wie kannst du etwas anderes behaupten?«

»Was ist bloß in dich gefahren?«, fragt seine Mutter. »Vor deiner Schwester! Das ist kein passendes Gesprächsthema für deine Schwester.«

Passend. Ein Wort wie ein hübsch herausgeputzter Käfig, der die Wahrheit gefangen hält und in einem verbotenen Zimmer hängt.

»Sie muss das hören«, sagt Neil. »Warum soll sie es nicht hören? Du weißt doch, dass ich schwul bin, Miranda, oder?«

»Klar«, sagt Miranda.

»Ist also keine große Offenbarung. Ihr wisst alle, dass ich schwul bin und dass ich einen Freund habe.«

Allerdings hat er es noch nie so ausgedrückt. Bisher hieß es immer: *Ich gehe zu Peter.* Oder: *Ich gehe mit Peter ins Kino.* Seine Mutter hat sie einmal Händchen halten sehen, als sie sich einen Film angeschaut haben. Nur aus diesem einen Grund ist er sich sicher, dass sie alle Bescheid wissen.

»Ja, Neil.« Mrs Kim klingt unverhohlen gereizt. Sie greift wieder nach der Zeitung. »Wenn wir dann mit unserem Sonntagmorgen weitermachen dürften …«

Neil sollte sich über diese kurze Anerkenntnis freuen, sollte den neuen Waffenstillstand annehmen. Das Gespräch ist eindeutig beendet. Seine Mutter liest weiter Zeitung, sein Vater sagt, er soll sich zu ihnen setzen und frühstücken. Das war's, denken wir, mehr ist nicht – die meisten von uns haben es über solche kleinen Schrittchen geschafft, schließlich akzeptiert zu werden. Unsere Familien waren nur selten bereit zu großen Sprüngen, jedenfalls nicht am Anfang.

Aber Neil genügt es nicht. Wenn er jetzt einen weiteren Waffenstillstand akzeptiert, kann es Monate, vielleicht Jahre dauern, bis er wieder an diesen Punkt kommt.

»Sagt es«, fordert er sie auf. »Ich will hören, dass ihr es sagt.«

Mrs Kim wirft die Zeitung hin und haut auf den Tisch. »Was? Dass es uns leid tut? Weil wir das Radio nicht ausgeschaltet haben, als irgendein Idiot irgendwas Idiotisches von sich gegeben hat? Du benimmst dich wie ein Kleinkind.«

»Nein.« Neil müht sich, beherrscht zu klingen. »Ihr soll nicht sagen, dass es euch leid tut. Ihr sollt sagen, dass ich schwul bin.«

Neils Mutter knurrt und sieht zu seinem Vater hin. *Sieh du zu, wie du damit fertig wirst.*

»Neil«, sagt er, »stimmt irgendwas nicht? Warum führst du dich so auf?«

»Sagt es einfach. Bitte. Sagt es einfach.«

Miranda ergreift als Erste das Wort. »Du bist schwul«, sagt sie mit todernster Miene. »Und ich hab dich lieb.«

Neil schießen Tränen in die Augen. »Danke, Miranda«, sagt er. Dann schaut er zu seinen Eltern.

»Neil …«, sagt sein Vater.

»Bitte.«

»Warum ist das so wichtig für dich?«, fragt seine Mutter. »Warum machst du das?«

»Ich will bloß, dass ihr es sagt. Das ist alles.«

»Ich muss dir doch auch nicht sagen, dass du schwarze Haare hast, oder? Oder dass du ein Junge bist. Warum sollte ich dir dann ausgerechnet das sagen? Wir wissen es, Neil. Willst du das hören? Wir wissen es.«

»Aber das andere macht euch nichts aus – dass ich schwarze Haare habe und dass ich ein Junge bin. Dass ich schwul bin, das macht euch was aus. Deswegen will ich es von euch hören.«

»Sagt es einfach«, betet Miranda ihm nach.

Sagt es einfach, flehen wir.

Mirandas Worte steigern die Wut ihrer Mutter. »Siehst

du nicht, was du deiner Schwester antust?« Sie greift nach der Zeitung und schiebt ihren Stuhl nach hinten.

Bitte.

Als Neils Mutter ihn und Peter beim Händchenhalten ertappt hat, war er erleichtert. Weil es ein unwiderlegbarer Beweis war. Und er kein Wort darüber verlieren musste.

Doch dann verlor *sie* kein Wort darüber. Wäre Peter nicht dagewesen, hätte er gemeint, sich das Ganze nur eingebildet zu haben.

»Du bist schwul«, sagt sein Vater nun.

»Und Peter ist mein Freund«, sagt Neil.

»Und Peter ist dein Freund.«

Miranda greift nach der Hand ihres Vaters. Sie alle sehen zu Mrs Kim hin. Wir alle sehen zu Mrs Kim hin.

»Warum ist dir das so wichtig?«, fragt sie.

»Weil du meine Mutter bist.«

Wie viele von uns mussten sich selbst eine Familie schaffen. Wie viele von uns mussten sich verstellen, wenn wir zu Hause waren. Wie viele von uns mussten gehen. Und jeder einzelne von uns wünschte, es wäre nicht nötig gewesen. Jeder einzelne von uns wünschte, unsere Familie hätte sich wie unsere Familie verhalten, und wir hätten, auch wenn wir eine neue Familie fanden, die andere nicht hinter uns lassen müssen. Jeder

Einzelne von uns wäre liebend gern von seinen Eltern bedingungslos geliebt worden.

Zwing ihn nicht zu gehen, würden wir Mrs Kim gern sagen. *Er will euch nicht verlassen.*

Sie begreift beim besten Willen nicht, was es bedeutet, die Worte laut ausgesprochen zu hören. Sie kann sich beim besten Willen nicht erklären, warum es so eine große Sache für Neil ist, seine Eltern sagen zu hören, dass er schwul ist, ganz sachlich, eine zur Stimme gewordene Tatsache.

Mrs Kim steht da, mit der Zeitung in der Hand. Steht da und blickt zu ihrem Sohn. Mutter wie Sohn haben sich verschanzt, verfranzt, verirrt. Neils Argumente haben einen kläglichen Unterton, etwas Verletzliches, das in der Hitze des Gefechts Gefahr läuft, übergangen zu werden. Er will einen Waffenstillstand, unbedingt, aber diesmal nicht zu ihren, sondern zu seinen Bedingungen. Das erkennt Mrs Kim. Auch wenn die Erinnerung sie nicht gerade anspringt, spürt sie doch den Nachhall des Moments, in dem sie ihrer Mutter eröffnet hat, dass sie ein neues Leben anfangen wollte, Tausende von Meilen weit weg. Dass ihre Entscheidung feststehe und ihre Mutter sie durch nichts davon abbringen könne. Wie gern hätte sie ihre Mutter sagen hören: *Ich verstehe.* Wie sehr hatte sie sich gewünscht, ihre Mutter wäre auf ihrer Seite.

In Märchen muss die Mutter oft tot sein. In der Mythologie muss der Vater sterben, damit ein Prinz König werden kann.

Aber wer will schon eine Familie wie aus dem Märchen oder aus der Mythologie?

Du bist schwul. Mrs Kim hört die Worte in ihrem Kopf. Sie hört sie ganz deutlich. Nachdem sie sie sich selbst vorgesagt hat, sollte es nicht allzu schwer sein, sie laut zu sagen. Doch sie zögert immer noch, aus eben dem Grund, aus dem Neil sie so unbedingt hören will.

Die Wahrheit laut auszusprechen, macht sie realer.

Peter ist dein Freund.

Irgendwie erscheint ihr das als ein sichererer Ausgangspunkt. Sie sieht ihren Sohn an und sagt es.

»Peter ist dein Freund.«

Für Neil wäre das genug. Einfach nur diese Worte von seiner Mutter zu hören. Denn was dabei mitschwingt, ist klar, wenn auch nicht ausgesprochen.

Miranda aber ist es nicht genug.

»Und«, sagt sie.

Und da passiert etwas völlig Verrücktes. Mrs Kim lächelt. Die Genervtheit ihrer Tochter hat sie zum Lächeln gebracht und ihr das Sprungbrett geliefert, ohne das sie es nicht gewagt hätte.

»Und«, sagt sie, »Neil ist schwul.« Sie sieht alle drei der

Reihe nach an. »Wenn das nun soweit geklärt ist, lese ich meine Zeitung im Fernsehzimmer fertig.«

Es wird hier keine Umarmungen geben. Und keine Tränen außer bei Neil. Keine weiteren Gespräche. Abgesehen davon, dass Mr Kim seinen Sohn nochmals fragt, ob er nicht etwas zum Frühstück essen will. Abgesehen davon, dass Miranda lächelt, als er sich hinsetzt, und mordsstolz auf ihn und sich selbst ist. Abgesehen davon, wie die Worte von Neils Innerem Besitz ergreifen, wie sein Leben sich ein bisschen gefestigter anfühlt als noch vor fünf Minuten, wie er nicht länger den übermächtigen Drang verspürt, davonzulaufen.

Wie konnte es so weit kommen?, haben manche unserer Eltern uns gefragt, als es mit uns zu Ende ging. Wir wussten, worauf die Frage in Wahrheit abzielte, und manche von uns waren milde genug gestimmt, um zu antworten: *Es liegt nicht an euch.*

Wir wenden uns wieder dem Kuss zu. Die Menschenmenge zählt jetzt die Minuten herunter, bis Harry und Craig die Vierundzwanzig-Stunden-Marke erreicht haben.

Nicht alle zählen mit. Es kommen auch gehässige Zwischenrufe, von Leuten aus dem Ort und Leuten aus anderen Orten, die hergekommen sind, um zu protestieren, zu grölen, den Zauber zu brechen, den zwei sich küssende Jungs womöglich um sich ziehen könnten. Manche von ihnen beten demonstrativ für Craigs und Harrys Seelen. Manche halten hastig zusammengekritzelte Schilder empor: ADAM UND EVE, NICHT ADAM UND STEVE; HOMOSEXUALITÄT IST SÜNDE; KEIN KUSS HILFT DIR AUS DER HÖLLE. Manche haben ihre Kinder dabei.

Die Polizei weiß sich keinen Rat – soll sie die beiden Lager trennen oder ihrer Vermischung freien Lauf lassen? Ein Schubs würde genügen, um die Trennung in Gang zu setzen. Doch die Gegner wollen nicht in der Versenkung verschwinden, sie wollen in Hörweite der Kameras und der Jungs sein.

Der Ring um die beiden wankt und weicht nicht. Wenn jemand weg muss, sei es nach Hause oder einfach nur aufs Klo, nimmt ein anderer seinen Platz ein. Sie kehren den Feindseligen weiter den Rücken zu, bleiben Craig und Harry weiter zugewandt.

Tariq ist jetzt seit fast dreißig Stunden wach. Er ist ein Koffeinwrack und sieht nur noch verschwommen, nach all der Zeit vor den Bildschirmen. Immer wieder bekommt er zu hören, er soll nach Hause gehen und ein bisschen schlafen, aber er will keinen Augenblick verpassen. Wenn Craig und Harry wach bleiben, dann bleibt er ebenfalls wach. Solidarität.

Er denkt an Walt Whitman, an zwei Jungs, die aneinander hängen. Was Whitman wohl von dem Ganzen hier halten würde? Seine Büste steht auf dem Tisch neben Tariq und wacht über das Geschehen.

Craig und Harry hören das Gejohle, das feindliche Murren, aber nicht allzu deutlich. Tariq hat angeboten, Kopfhörer für sie zu besorgen, mit denen sich alles ausblenden lässt, aber sie belassen es bei den Lautsprechern und der Playlist. Es hilft ihnen, nach Wörtern greifen zu können, etwas Unberechenbares dazuhaben.

Es wird immer wärmer. Harry signalisiert, dass man ihm die Kapuzenjacke ausziehen soll, doch auch ohne sie ist ihm weiter heiß. Er schwitzt. Craig spürt es ebenfalls – die rotglühende Hitze, die von Harrys Haut ausgeht, die Feuchtigkeit seines Hemds. Was er nicht spürt: wie sehr Harry seine Beine zu schaffen machen. Noch so viel Gewichtverlagern und Ausschütteln führt nicht dazu, dass sie sich normal anfühlen. Der Schmerz wird unerträglich, als zwirble irgendwer jede einzelne Vene um jeden einzelnen Muskel. Er versucht an etwas anderes zu denken, aber der Schmerz übertönt alles.

Das Abzählen – *zwanzig-neunzehn-achtzehn* – bringt ihn wieder zu sich. Er spürt Craigs Lächeln unter seinen

Lippen. *Siebzehn-sechzehn-fünfzehn.* Die Leute drängen nach vorn, um bessere Sicht zu haben. Es wird immer heißer. *Vierzehn-dreizehn-zwölf.* Er versucht sich zu konzentrieren. *Elf. Zehn. Neun.* Tariq ruft ihnen zu, dass mehr als dreihunderttausend Menschen online zusehen. *Acht. Sieben. Sechs.* Ein Nachrichtensender verbrutzelt sie mit seinen Scheinwerfern, will unbedingt diesen Moment einfangen. *Fünf. Vier. Drei.* Craig küsst ihn jetzt. Heftig. So wie in der Zeit, als sie zusammen waren. *Zwei.* Es ist so heiß. Die Scheinwerfer sind so hell. *Eins.* Riesenhurra.

Sie haben vierundzwanzig Stunden geschafft. Einen vollen Tag.

Inmitten des wild jubelnden Getümmels merkt Harry, dass ihm schwummrig wird.

Exakt in diesem Augenblick fährt Avery bei Ryan vor. Ryan wartet draußen schon auf ihn und lächelt, als er ihn kommen sieht. Avery parkt und stellt den Motor ab. Doch bevor er aus dem Auto steigen kann, ist Ryan bereits drin.

»Fahren wir«, sagt er.

»Könnte ich ganz kurz noch rein?«, fragt Avery. »Ich muss mal pinkeln.«

»Wir suchen uns anderswo was«, sagt Ryan. »Es ist nicht weit, versprochen.«

Avery will nicht erklären, dass es für ihn viel unkomplizierter ist, eine private Toilette zu benutzen als eine öffentliche. Vor allem in einem Ort wie Kindling. Also fährt er los und fragt sich, warum Ryan ihn nicht ins Haus lassen will.

»Ich habe einen Plan«, sagt Ryan. »Ist dir nach einem Plan?«

Avery nickt.

»Okay. Aber erst mal eine Toilette.« Er dirigiert Avery, einmal links, einmal rechts, zu einer Ladenzeile und deutet auf einen McDonald's. »Passt das?«

Avery fährt auf den Parkplatz. »Willst du was essen?«

»Im Moment nicht. Außer, du willst. Ich dachte mir nur, hier könntest du pinkeln gehen.«

Auch jetzt will Avery keine Erklärungen abgeben. Also steigt er aus und geht rein. Spürt Blicke auf sich, als er die Herrentoilette ansteuert. Leute hinter dem Tresen gucken böse, weil er nichts gekauft hat. Leute an Tischen starren ihn an, weil sie wissen, wo er hin will und was er vorhat. Avery fühlt sich beobachtet, egal ob er beobachtet wird oder nicht. Er ist schon beinahe daran gewöhnt, wird sich aber nie richtig daran gewöhnen. An das Gefühl von unbefugtem Betreten. An das Gefühl, zur Rede gestellt zu werden. An das Gefühl, dass es in der Welt nur so wimmelt von Menschen, für die *anders* gleichbedeutend mit *verkehrt* ist.

Ganz gleich, wie viel Stärke Avery noch entwickelt, unter der Oberfläche werden immer Furcht und Scham an ihm nagen. Wir würden ihm gern zuflüstern, dass man sich von der Scham nur durch die Erkenntnis befreien kann, wie durch und durch willkürlich sie ist – das hat er ja selbst nur einen Tag zuvor gesagt. *Stumpfsinniger, willkürlicher Scheiß.* Das sollte er sich zu Herzen nehmen. Zu sagen: *Nicht ich bin verkehrt, sondern die Gesellschaft,* verleiht einem Kraft. Aus welchem Grund soll es getrennte Toiletten für Männer und Frauen geben? Aus welchem Grund sollen wir uns jemals für unseren Körper oder unsere Liebe schämen? Man gibt uns zu verstehen, dass wir uns bedeckt, dass wir uns versteckt halten sollen, damit andere uns unter Kontrolle haben, uns ihre Regeln diktieren können. Diese Schamregel verkehrt das Konzept der Moral in ihr Gegenteil. Avery sollte ohne Furcht, ohne Zögern jede Toilette und jedes Restaurant aufsuchen können.

Zu seiner Erleichterung gibt es eine Klokabine, was heißt, dass er zusperren und ganz für sich sein kann. Er findet es peinlich, dass er so erleichtert ist, fühlt sich unwohl, weil ihm so unwohl ist. Ryan sitzt weiter ahnungslos im Auto. Avery beneidet ihn darum, gleichzeitig ärgert es ihn.

Beim Hinausgehen die gleichen Blicke, die gleiche, gesteigerte Befangenheit. Avery lässt sich dadurch nicht aufhalten – nicht mehr. Aber er kann nicht leugnen, dass es da ist. Es ist immer da.

Wir verloren unsere Furcht erst, als wir nichts mehr zu verlieren hatten. Aber wir fürchten immer noch um andere.

Als Avery zum Wagen zurückkommt, schreibt Ryan SMS an Freunde.

»Alle wollen dich kennenlernen«, sagt er. Das erfüllt Avery mit neuer Nervosität.

»Alle?«, fragt er.

»Kann sein, dass ich einem oder zwei oder auch sieben von meinen Freunden von dir erzählt habe. Ich meine, sie haben uns schließlich neulich abends tanzen sehen. Ich musste sie doch auf dem Laufenden halten.«

Avery lässt den Motor an und fragt: »Wohin?«

»Hast du Lust, ein paar von meinen Freunden kennenzulernen?«

Die Antwort lautet Ja – und Nein. Die Antwort lautet, dass Avery mehr von Ryans Leben erfahren und sehen will, klar. Und die Antwort lautet, dass er im Augenblick ganz gern mit Ryan allein wäre.

»Später vielleicht?«

»Auf jeden Fall erst später. Ich wollte bloß wissen, ob

sie sich bereithalten sollen oder nicht. Aber vorher haben wir noch jede Menge Zeit für uns.«

Das klingt gut, findet Avery. Trotzdem fühlt er sich unwohl, beschwert. Nicht weil Ryan ihm das Gefühl gäbe, es stimme was nicht mit ihm. Vielleicht liegt es einfach daran, dass für ihn nichts unbeschwert ist. Beschwertsein ist der Normalzustand.

Cooper fährt durch die Gegend, um seine Handybatterie aufzuladen. Er will wieder auf die Jagd gehen – vielleicht findet sich ja was Besseres als der Typ von gestern Nacht. Eine letzte Chance. Ein letztes Mal.

Er geht wieder in den Starbucks und setzt sich in eine Ecke, wo niemand das Display sehen kann. Es ist kurz nach zwölf an einem Sonntag, doch auf den Sex-Sites wimmelt es von Leuten und *Komm-Schons*. Seit gestern Abend hat er zehn Botschaften bekommen und sie ignoriert, weil er mit Antimatter gechattet hat.

Es ist alles so öde. Ihm ist, als sähe er sich schon sein ganzes Leben diese Gesichter an, dabei hat er die App erst seit ein paar Monaten.

Twinkhunter bringt das Fass zum Überlaufen. Den Kerl hat Cooper schon mindestens zehnmal geblockt. Aber er legt sich einfach ein neues Profil zu und schickt wieder Nachrichten. *Du bist so süß. Du bist so scharf. Ich glaube, wir hätten eine tolle Zeit.* Der Typ sieht aus wie ein Bankangestellter. Er hat sogar ein Foto von sich ohne Hemd hochgeladen, obwohl er dafür zu alt ist.

Bis jetzt hat Cooper ihn einfach geblockt. Dieses Mal schreibt er zurück.

Du bist voll eklig.

Twinkhunter antwortet:

Stehst du auf so was?

Und jetzt ist Cooper alles egal. Wieso zum Geier soll er zu solchen Saftsäcken höflich sein?

Du bist nichts weiter als ein verzweifelter, jämmerlicher Pädophiler.

Binnen zehn Sekunden hat Twinkhunter ihn geblockt.

Cooper hat ein gutes Gefühl dabei. Also macht er weiter.

Er schreibt den Typen, die »nur einen Vollmann« wollen, dass sie genauso schlimm sind wie Schwulenhasser, weil sie *Vollmann* zu so einer Art Macho-Muckibuden-Ideal erheben wollen.

Er schreibt den Typen, die »nur Weiße« wollen, dass sie übelste Rassisten sind.

Er schreibt den Sechzigjährigen, die nach »unter Achtzehnjährigen« suchen, dass sie Pädophile sind.

Er schreibt den Jüngeren mit den Nacktbildern, dass sie aufhören sollen, sich zu prostituieren.

Ihr seid jämmerlich, schreibt er.

Ihr seid verzweifelt.

Habt ihr Angst, euer Gesicht zu zeigen? Zeigt ihr deswegen lieber euren Schwanz?

Weiß dein Freund, was du hier treibst?

Ich glaube, mit meinem Display stimmt was nicht. Ich kann nicht erkennen, ob das dein Arsch ist oder dein Gesicht.

Du suchst Spaß? Glaubst du wirklich, dass du den hier findest?

Sie blocken ihn alle. Verschwinden einfach so von seinem Handy, aus seinem Leben. Antimatter ist gerade nicht online, aber wenn er es wäre, würde Cooper sicherlich mit Leichtigkeit etwas finden, wofür er auch von ihm weggedrückt würde.

Ein Typ, Alter vierunddreißig, schreibt, er sei an einer *langfristigen Beziehung interessiert.* Cooper schreibt zurück: *Was meinst du, wie langfristig die Beziehungen hier sind? Zwei Stunden? Drei? Wenn du einen Ehemann finden willst, solltest du vielleicht aufhören, dir jemanden zum Ficken zu suchen.*

Er rechnet damit, in Rekordzeit geblockt zu werden. Aber der Typ, der sich TZ nennt, schreibt zurück:

Wieso bist du so angepisst?

Cooper antwortet: *Ich bin nicht angepisst. Ich bin bloß ehrlich.*

Das kauft TZ ihm nicht ab. *Wer hat dich so verletzt?*, fragt er. *Brauchst du Hilfe?*

Cooper blockt ihn auf der Stelle. Nicht mehr rückgängig zu machen. Erledigt. Aus.

Er knöpft sich noch einen Daddy vor, der einen Sohn sucht, und einen Sohn, der wiederum einen Daddy sucht, und schreibt, dass man auf die Art nicht zu einer Familie kommt. Er stößt auf den Typen von letzter Woche, der vorgeschlagen hat, sich im Park zu treffen, und schreibt ihm, er soll in einer Viertelstunde dort sein. Und als der Typ schreibt, dass er unterwegs ist, blockt er ihn. Der wird sich wundern.

Cooper hat einen Mordsspaß. Denn jedes Mal, wenn er geblockt wird, erscheint ein neues Gesicht. Es ist wie ein endloser Strom verzweifelter Unzufriedenheit. (Okay, ein paar Typen nehmen das Ganze mit Humor, aber die beachtet Cooper nicht.) Fünf Meilen entfernt. Fünfzehn Meilen entfernt. Dreißig.

Er könnte stundenlang so weitermachen. Aber die App hat ihn auf dem Kieker. Offenbar gab es Beschwerden. Denn plötzlich kommt die Nachricht, dass sein Account gesperrt ist. Er ist weg vom Fenster. Ausgeschlossen, wegen schlechten Benehmens. Auf einer Sex-Site.

Schön, denkt er. Löscht den Account. Löscht die App.

Alles so einfach. Zu einfach. Er öffnet eine weitere

App und macht das Gleiche wie bei der anderen. Binnen Minuten wird er gesperrt. Löscht sein Profil.

Er geht auf Facebook. Statt seine »Freunde« nimmt er sich Popstars und Politiker vor. Postet Links zu Schwulenpornos auf der Seite von Justin Bieber. Postet Links zu Nazigruppierungen auf der Seite eines republikanischen Kongressabgeordneten, der mal Vergewaltigung mit schlechtem Wetter verglichen hat. Für die Seite von Taylor Swift findet er ein Video, in dem ein Schaf enthauptet wird.

Es dauert gerade mal zweieinhalb Minuten, dann ist sein Profil Geschichte. Dieser Teil seines Lebens ist vorbei.

Er wird von jeder Seite geschmissen, auf der er je ein Profil eingerichtet hat. Alles und jedes blockiert. Übereinander gestapelt ergeben diese Blöcke eine Mauer. Mit ihm auf der einen Seite. Und der restlichen Welt auf der anderen. Es könnte seine bisher erfolgreichste Barriere sein.

Eine Stunde in einem Starbucks, und sein virtuelles Leben liegt hinter ihm. Und damit, wenn er ehrlich ist, auch der Großteil seines echten Lebens.

Er löscht einen Kontakt nach dem anderen, bis das Handy leer ist.

Und, was bleibt noch?, fragt er sich.

Die Antwort ist ein befriedigendes *Nichts.*

Craig hätte gedacht, zumindest seine Mutter würde zur Vierundzwanzig-Stunden-Marke kommen. Dass sie nicht da ist, heißt, dass sie vielleicht gar nicht online zusieht. Vielleicht weiß sie nicht, dass ein voller Tag geschafft ist. Oder sie weiß es doch und hat beschlossen, sich fernzuhalten.

Noch ein paar Minuten. Craig richtet seine Gedanken wieder auf Harry. Den schwitzenden, klebrigen Harry. So wie er sich windet und verkrampft, hat er eindeutig Schmerzen. Aber er knickt nicht ein, und dafür liebt Craig ihn. Von Herzen. An diesem Punkt ist er nicht mal mehr sicher, wo Harrys Körper aufhört und sein eigener anfängt. An diesem Punkt sind selbst ihre Seelen zu einem Venn-Diagramm geworden, und die Schnittmenge wächst und wächst. Vergiss das Zusammensein beim Daten, das Zusammensein beim Sex. Das hier ist etwas Höheres. Etwas in ihnen ist nicht mehr nur *zusammen*, sondern *ein und dasselbe.*

Der Countdown beginnt. Craig würde Harry gern wissen lassen, was in ihm vorgeht. Er möchte ihn küssen, mit allem, was dahintersteht. Ja, vielleicht sind sie ausgelaugt, vielleicht ist es aus zwischen ihnen, aber das hier soll ihnen beiden für immer bleiben. Ganz egal, was weiter geschieht, für das hier sollen sie ganz und gar eins sein. Er küsst Harry, während die Zahlen herabrieseln und der zweite Tag beginnt. Harry ist ihm so nahe, und dann auf einmal gleitet er ihm weg. Die Menge flippt aus, und Harry macht schlapp. Craig hält ihn fester gepackt, spürt, wie ihre Lippenränder sich voneinander lösen, aber irgendwie schafft er es, dass sie in der Mitte zusammenbleiben, obwohl von Harry nichts kommt. Er reagiert erst, als Craig fester zudrückt. Will instinktiv den Kopf wenden, doch Craig lässt nicht locker. Harrys Lider öffnen sich flatternd, Craig stützt ihn und macht das Zeichen für Wasser. Harry ist glutheiß. Die Menge kapiert nicht, sie jubelt weiter. Aber Tariq weiß, was Sache ist. Smita ebenfalls. Und Harrys Eltern. Craig sieht es in ihren Blicken, in der Eile, mit der sie Wasser für Harry besorgen.

Harry zuckt zusammen, als er wieder fest auf beiden Beinen steht. Er trinkt ein paar Schlucke Wasser durch einen Strohhalm, Craigs Lippen versiegeln ihre Münder. Doch Harry ist es immer noch zu heiß. Er braucht Luft. Er zieht sein T-Shirt hoch, lässt nackte Haut sehen. Aber es ist ein T-Shirt. Blöderweise trägt er ein T-Shirt. Wie soll er das ausziehen?

Mr und Mrs Ramirez stehen neben ihm und stellen Fragen.

Ist er soweit okay?

Er signalisiert Ja. Weil er weiß, was passiert, wenn er Nein signalisiert.

Ist ihm zu heiß?

Ja.

Soll das T-Shirt weg?

Ja.

Ist es okay für ihn ohne T-Shirt?

Ja.

Mrs Ramirez verschwindet kurz. Der Menge ist mittlerweile aufgefallen, dass irgendwas vor sich geht. Der Jubel ist verstummt, dahinter wird das Johlen laut.

Jemand bietet an, einen Ventilator zu besorgen, aber Harry kann nicht länger warten. Seine Mutter kommt mit einer Schere zurück und fragt, ob er sich auch ganz sicher ist.

Ja.

Sie gibt ihm die Schere, und er schnippelt unbeholfen an seinem T-Shirt herum, schneidet es schließlich mittendurch. Und dann muss es behutsam abgelegt werden. Zum ersten Mal seit vierundzwanzig Stunden hängen Craigs Hände reglos herab. Nur ihre Lippen berühren sich. Craig fühlt sich auf Abstand gehalten, zerbrechlich.

Sobald das T-Shirt vom Leib ist, geht es Harry besser. Der Ventilator, der aufgestellt wird, schafft noch mehr Erleichterung.

Craigs Hände finden zurück zu Harrys Schultern und Rücken. Zur Hitze seiner Haut, der Glätte seines Schweißes. Auch Harry legt den Arm wieder um Craig. Fährt mit der Hand unter Craigs T-Shirt. Haut auf Haut. Schwindelerregend.

Einen Moment lang dachte Tariq, es sei aus. Er starrte auf den Bildschirm, wagte nicht zu atmen. Als könne Luftanhalten verhindern, dass Harrys Lippen von Craigs fortglitten. Doch wir spüren diese Verbindung ständig, oder? Wir müssen einander nicht berühren, um miteinander verbunden zu sein. Unser Herz rast auch ohne Kontakt. Unser Atem stockt, bis die Gefahr gebannt ist.

»Was ist?«

Neil kommt in Peters Zimmer und sieht ihn tief besorgt dort sitzen.

Peter deutet zum Bildschirm. »Es hat kurz so ausgesehen, als würde Harry ohnmächtig. Jetzt schneidet er sich das T-Shirt weg.«

»Wer ist Harry?«

»Der mit dem Kuss.« Peter zeigt auf einen der Jungs, die auf dem Bildschirm zu sehen sind. »Harry. Hast du nicht zugesehen?«

»Ich hatte anderes zu tun.«

»Also, es wird langsam ziemlich heftig.«

Neil weiß, dass er Peter erzählen sollte, was in seiner Familie vorgefallen ist und wie sich dadurch alles ein bisschen verändert hat. Aber Peter hat nur Augen für die Jungs auf dem Bildschirm und fragt nicht, wie sein Vormittag war. Außerdem versucht Neil immer noch, sich einen Reim auf seine eigene Reaktion zu machen – er will nicht hören, wie Peter die Situation beurteilt, bevor er sich selbst ein Urteil gebildet hat. Das redet er sich jedenfalls ein, um sein Schweigen zu rechtfertigen. In Wirklichkeit steht es so: Peter wird Verständnis haben, aber nur bis zu einem gewissen Grad. Peter musste noch nie so ein Gespräch mit seinen Eltern führen. Peter hat sich in seinem Elternhaus noch nie wie ein Außenseiter gefühlt. Vielleicht sagt er, doch, in manchen Momenten schon. Aber letztlich dann doch nicht wirklich – so jedenfalls sieht Neil es.

»Sieht aus, als würde er sich wieder berappeln«, sagt Peter. »Es sind jetzt vierundzwanzig Stunden. Nur noch acht übrig.«

Neil kommt näher. Er sieht sich den Kuss an, ja. Aber sein Blick wandert wie von selbst zu Harrys Oberkörper.

1992, als über zweihunderttausend von uns sich angesteckt hatten und über zehntausend gestorben waren, startete Calvin Klein eine neue Werbekampagne mit einem weißen Rapper namens Marky Mark. Wenn ihr jung und männlichen Geschlechts seid, lassen sich die meisten eurer Vorstellungen von einem idealen Körper auf diese Werbeplakate zurückführen. Jedes Hollister-Model, das euch ins Auge springt, die Stimmen in eurem Kopf, die euch sagen, dass Bauchmuskeln »definiert« sein müssen, jedes Gramm des Mythos Abercrombie ist in direkter Linie auf Marky Mark zurückzuführen. Ob man sich diesen Idealen verschreibt oder sie verwirft – sie sind der unrealistische Standard, dem man sich stellen muss. So wird es einem verkauft.

Harrys Oberkörper entspricht dem nicht. Er hat den Mut, inmitten all der ausgestrahlten Ideale normal zu sein. Er ist weder dick noch dünn. Ein feiner Strich aus Härchen führt von der Brust hinunter zu seinen Jeans. Sein Bauch ist nicht flach und straff. Man sieht keine ausgeprägten Muskeln.

Mit anderen Worten, er erinnert uns daran, wie wir als Teenager waren – bevor die Welt sich dazuschaltete.

Warum lächelt Marky Mark auf diesen Plakaten? Nicht nur, weil sein Körper perfekt ist. Nein, es ist, als wüsste er, dass schon bald unsere Körper auf Sendung sein werden, unsere Bilder schon bald in den Äther hinausgehen. Schon bald werden alle aussehen wollen wie er, weil es ihnen vorkommt, als würden sie ständig begutachtet.

Harry weiß natürlich, dass er begutachtet wird. Aber wie er aussieht, ist wirklich das Letzte, was ihn beschäftigt. Wenn dein Körper sich gegen dich auflehnt – wenn die Hautoberfläche nichts ist im Vergleich zu dem Feuerwerk an Qualen in deinen Muskeln und Knochen –, dann ist es aus mit dem angeblichen wahren Wert der Schönheit, weil man sich um Wichtigeres kümmern muss.

Glaubt uns. Wir wissen es.

Avery fragt sich, warum Ryan aus dem Augenwinkel zu ihm hinsieht, warum er lieber ihn im Blick behält als die Straße. Selbst wenn es Freunde sind, die Avery betrachten, wird er die leise Sorge nicht los, dass sie ihn in Wahrheit begutachten, auf der Suche nach Makeln und Unregelmäßigkeiten. Wir fürchten alle, dass *Betrachten* in Wirklichkeit *Begutachten* heißt.

Schließlich hält Avery es nicht mehr aus. Der Blick. Ein vielsagendes Lächeln. Dann noch ein Blick.

»Was ist?«, fragt er.

Ryans Lächeln wird noch stärker. »Sorry«, sagt er. »Eigentlich mag ich andere Leute nicht besonders. Und wenn es mir doch mal passiert, finde ich es einerseits total lustig und kann es andererseits nicht fassen.«

Vielleicht sehen wir euch deshalb so gern zu. Für euch ist alles noch neu. Wir sind über die Erfahrung längst hinaus, auch wenn wir ständig Neues mit ansehen. Aber ihr. Neu ist nicht bloß ein Fakt. Neu kann ein Gefühl sein.

»Was tun wir?«, erkundigt sich Avery. Es soll keine existentielle Frage sein. Er will nur wissen, was sie als nächstes tun.

»Ich hab mir gedacht, wir fangen mit Pfannkuchen an. Hast du Lust auf Pfannkuchen?«

»Nenn mir eine Situation, in der jemand Nein zu Pfannkuchen sagen würde.«

Also fahren sie zum Pfannkuchenhaus. Da es ein kleiner Ort ist, checkt Ryan erst, wer sonst noch drin sitzt, bevor er sich mit Avery an einem Tisch niederlässt.

»Hältst du nach jemand Bestimmtem Ausschau?«

Ryan lächelt wieder. »Nein. Pure Gewohnheit, schätze ich.«

»Wie viele seid ihr in deiner Highschool?«

»Ungefähr zweihundert. Und bei dir?«

»Achtzig.«

»Du stichst bestimmt ganz schön raus. Ich meine, mit dem pinken Haar und so.«

»Ich wette, du passt rein wie gemalt.«

»Reinpassen zu wollen, hieße sich anpassen zu müssen. Davon sehe ich lieber ab.«

Avery amüsiert sich. »Was hast du da gerade gesagt?«

»Ich sagte: ›Davon sehe ich lieber ab.‹«

»Sagst du das auch, wenn die angesagten Kids fragen, ob du mit ihnen abhängen willst? ›Tut mir leid, aber ich sehe lieber davon ab, mich anzupassen. Als Mauerblümchen genießt man viel zu viele Vorteile.‹«

»Yep. Genau das sage ich. Und, nützt es was? Nein. Die angesagten Kids sitzen mir weiter auf der Pelle. Rufen an. Schreiben SMS. Stehen bei mir vor der Tür. Betteln wie Hunde. Ich schäme mich für sie.«

»Ich weiß haargenau, wie das für dich ist.«

Zur Unterstreichung drückt Avery Ryans Hand. Es ist ein so offensichtlicher und mehr als lahmer Vorwand, um ihn zu berühren – sie lächeln beide, zur Bestätigung.

»Einerseits findest du es total lustig, andererseits kannst du es nicht fassen«, sagt Avery.

Ryan nickt. »Und dann auch noch ausgerechnet im Pancake Century Diner.«

»Na ja«, sagt Avery. »Es ist nun mal das Jahrhundert des Pfannkuchens.«

Die Kellnerin kommt und nimmt ihre Bestellung auf. Beide überlegen, die Hand wegzuziehen, keiner von beiden tut es.

Craig denkt an Pfannkuchen. Er denkt an warmen Ahornsirup und Blaubeeren und schmelzende Butter. Er denkt an den köstlichen Räuchergeschmack von Speck auf der Zunge. An ein Glas kalten Orangensaft. Er versucht ihren Geschmack heraufzubeschwören, aber Geschmack entzieht sich der Erinnerung nur allzu gern. Also muss er sich allein auf die Erinnerung daran stützen, wie diese Dinge aussehen. Wie sie riechen. Wie glücklich sie ihn machen.

Er konzentriert sich wieder auf Harry, mit dem es zunehmend abwärtsgeht. Craig findet den Gedanken furchtbar, aber er ist nun einmal da: Wenn sie es doch nicht schaffen, dann liegt es wahrscheinlich an Harry. Craig hat ihm über die Schulter hinweg eine SMS geschrieben und gefragt, ob bei ihm alles okay ist, und Harry hat versichert, ja, ihm ist viel kühler und er ist wieder in der Spur. Doch Craig spürt die Lüge in Harrys ganzem Körper, kann die Finger auf Harrys verspannte Muskeln legen, bemerkt die kleinen Bewegungen, mit denen Harry sich aufrecht und in Gang hält.

Und dabei war ich immer der Schwächere von uns beiden. Craig gesteht es sich ein, wenn auch nur ganz im Stillen. Während ihrer Beziehung hatte immer Harry das Sagen, gab die Richtung vor. Nicht weil er grundsätzlich schlauer oder auch nur besser darin gewesen wäre als Craig; es war ihm einfach wichtiger, die Fäden in der

Hand zu halten. Und Craig war es im Grunde egal, also ließ er es so laufen. Es war ihm ganz recht, nicht ständig verantwortlich sein zu müssen.

Sich begnügen – das war es, wird Craig jetzt klar. Er mochte den Klang von Harrys Stimme unter anderem deshalb, weil er dann nicht selbst etwas sagen musste. Aber irgendwann verkehrte sich die Strategie in ihr Gegenteil. Irgendwann merkte Harry, wie der Hase lief, und fühlte sich nicht wohl damit. Craig sollte ein bisschen mehr kämpfen, doch als Craig begann, um ihre Beziehung zu kämpfen, hatte er schon verloren.

Jetzt kämpft er um etwas anderes, das sich wesentlich elementarer anfühlt. Er kämpft darum, auf den Beinen zu bleiben. Ohne Essen, ohne Gang zur Toilette. Er kämpft darum, noch sieben Stunden lang mit seinen Lippen Harrys Lippen zu berühren. Und er kämpft darum, Harry bei all dem helfen zu können.

Hierin liegt eins der Geheimnisse von Stärke: Wir finden sie sehr viel wahrscheinlicher im Dienste anderer als im Dienst für uns selbst. Wir haben keine Ahnung, warum das so ist. Es ist nicht nur die Mutter, die das Auto anhebt, um ihr Kind zu befreien, oder der Typ, der seine Freundin abschirmt, als der Bewaffnete das Feuer eröffnet. Das sind Extreme, tapfere Extreme, wie sie das Leben für uns nur selten zu bieten hat. Nein, es ist die nicht ganz so extreme Stärke – weniger situationsbedingt als anlagebedingt –, die wir finden, um sie geben zu können. Wie oft haben wir das erlebt, als wir im Sterben lagen? Wie viele sanft säuselnde Liebhaber verwandelten sich bei der Pflege in wütende Wachhunde? Wie viele zögerliche Patienten streiften die Zögerlichkeit davor ab, dort mit uns zusammen zu liegen? Nicht alle. Sicherlich bewies nicht jeder Stärke. Bei manchen vermeintlich starken Menschen in unserem Leben erwies sich ihre Stärke als ein dünnes Rohr im Wind. Doch viele andere stützten uns, wie sie sich selbst niemals gestützt hätten. Sie standen es mit uns durch, auch als ihre Welt ihnen unter den Fingern zerbröselte. Sie kämpften weiter, auch als wir nicht mehr da waren. Oder vielleicht gerade weil wir nicht mehr da waren. Sie kämpften weiter für uns.

Wir sind fort, und vielleicht sind unsere Geister es auch, denn die, die uns kannten, erinnern sich häufig nicht mehr an uns, gesellen sich nicht mehr zu uns. Aber der Geist jener Stärke – der bleibt bestehen. Er steht allen offen. Ihr müsst nur die Fühler danach ausstrecken und ihn finden, so wie Craig es jetzt tut. Er würde niemals für sich selbst darauf zugreifen, nicht so. Aber für Harry schon.

Unterdessen weigert sich Cooper, nach etwas zu greifen. Sich an etwas zu halten. Etwas zu fühlen.

Wir sehen zu, wie er sich gehen lässt, aber wir werden ihn nicht gehen lassen.

Er fährt, ohne es zu merken. Er weiß, irgendwo da draußen wartet ein Ziel auf ihn, und er arbeitet sich darauf zu. Bis dahin stellt er sich die hohle Frage, wie viele Leute ihn eigentlich lieben. Er hat keine Angst davor, jemanden zu verletzen, weil er seiner Meinung nach niemandem so wichtig ist, dass der andere verletzt werden könnte. Klar, sie werden die verschiedenen Phasen durchlaufen. Werden Tränen vergießen, wenn er nicht mehr da ist. Aber unter dieser Zurschaustellung von Trauer spürt er ihre Erleichterung. Sie wollen nicht, dass er zurückkommt, also kommt er nicht zurück.

Liebe, denkt er, ist eine Lüge, die Leute einander erzählen, um die Welt erträglich zu machen. Er hat keinen Bock mehr auf die Lüge. Und ihn belügt sowieso keiner auf diese Art und Weise. Er ist nicht mal eine Lüge wert.

Wir hätten gern, dass er die Zukunft befragt. Er soll bedenken, dass Liebe die Welt allerdings erträglich macht, deshalb aber noch lange keine Lüge ist. Er soll die Zeit ahnen, in der er das spürt, richtig spürt, zum ersten Mal. Aber die Zukunft ist nichts, woran er noch denkt.

Für ihn ist die Zukunft eine Theorie, die sich schon jetzt als falsch erwiesen hat.

Was für ein machtvolles Wort: *Zukunft.* Unter all den Abstraktionen, die wir in Worte fassen können, unter all den Begrifflichkeiten, die uns von anderen Tieren unterscheiden, sticht die Fähigkeit heraus, über eine Zeit nachzudenken, die noch gar nicht erlebt worden ist. Und wie tragisch, nicht darüber nachzudenken, sie nicht in Betracht zu ziehen. Es verbittert uns, mit unserer stark begrenzten Zukunft, wenn jemand die seine als bedeutungslos vom Tisch wischt, sie, in der so viel Bedeutung steckt und sich so viele Bedeutungen finden lassen.

Singt uns den alten Refrain.

Wo willst du hin?
Ich weiß nicht – wo willst du denn hin?
Worauf hast du Lust?
Ich weiß nicht – worauf hast du denn Lust?

Im Hintergrund läuft weiter der Stream von den beiden küssenden Jungs, während Neil und Peter in Neils Zimmer Videospiele spielen. Peter spürt, dass Neil irgendwas hat – er ist nicht bei der Sache, dabei hat er selbst das Spiel vor ein paar Tagen angeschleppt und war ganz versessen darauf, bis zum Wochenende das zweiunddreißigste Level zu schaffen. Peter sorgt sich, dass es immer noch um die blöde SMS geht, die er von Simon bekommen hat, oder um sonst was, das mit ihrer Beziehung zu tun hat. Er sagt nichts, weil er weiß, dass Neil es zur Sprache bringen wird, wenn er so weit ist. Vielleicht ist es ja auch gar nichts.

Neil wiederum begreift nicht, wieso er nicht mit Peter redet, wieso er russische Attentäter tötet, statt Peter zu erzählen, dass seine Welt seit neuestem ein kleines bisschen anders aussieht. Er wartet darauf, dass Peter ihn fragt, was passiert ist, weil seiner Meinung nach klar ist, dass etwas passiert ist, und wieso muss immer er alles ansprechen?

Peter drückt auf Pause.

»Hast du Hunger?«

»Eigentlich nicht«, sagt Neil.

»Durst?«

»Nein.«

»Willst du lieber was anderes machen?«

»Willst *du* denn was anderes machen?«

»Hat dich die Verstopfung in ihren Klauen?«

Neil ist nicht in Stimmung für dergleichen. »Nein.«

»Schwanger?«

»Nein.«

»Keinen Bock mehr auf das Spiel?«

»Was für ein Spiel?«

»Das, was du gerade spielst.«

»Was spiele ich denn gerade?«

»Das auf dem Bildschirm hier. *Balkan Bloodbath 12.*«

»Oh. Nein. Alles gut.«

An diesem Punkt sollte Peter es sagen. *Was ist los?*

»Gut«, sagt er. »Dann ist für mich auch alles gut.«

Sie spielen weiter.

Ryan musste sich nicht lange den Kopf darüber zerbrechen, wohin er mit Avery als nächstes fährt, denn schon jetzt gehen ihnen die coolen Stellen in Kindling aus. Abgesehen vom Fluss, dem Haus von Tante Caitlin und dem Pancake Century Diner gibt es fast nichts, das sich näher zu erkunden lohnt. Übrig ist nur noch das Kindling Café, aber da treffen sich alle. Avery soll seine Freunde kennenlernen, bloß nicht schon jetzt. Er will noch länger mit ihm allein sein, unbeobachtet, unbeachtet. So ließe sich Ryans Verhältnis zu seinem Heimatort beschreiben: Er will eigentlich keine Spuren hinterlassen, und umgekehrt soll Kindling bei ihm so wenig Spuren hinterlassen wie möglich. Er ist durch diesen Ort definiert, das ist ihm klar. Und je mehr er sich gegen diese Definitionen zur Wehr gesetzt hat, desto stärker definierten sie ihn. Aber das hier – das Zusammensein mit

Avery – muss außerhalb von Definitionen bleiben. Oder er und Avery müssen zumindest eine Chance bekommen, es selbst zu definieren.

Also dirigiert er Avery zu Mr Footer's, einem alten, ehemaligen Minigolfplatz. Er ist seit Jahren geschlossen, aber niemand hat das Grundstück gekauft, und da ist es nun, von Gott und der Welt verlassen und so verfallen, dass man meinen könnte, die Apokalypse wäre schon vorbei. Die Tore sind mit einem Schloss gesichert, selbst aber teilweise schon so baufällig, dass man mühelos kommen und gehen kann. Nachts ist es ein Tummelplatz für Kiffer und Crackheads, doch tagsüber herrscht hier Totenstille.

»Wohin genau bringst du mich da?«, fragt Avery. Ganz kurz sieht Ryan die Szenerie durch seine Augen und kommt zu der Erkenntnis, dass das hier ein Fehler sein könnte. Aber er will jetzt nicht wieder kehrtmachen.

Er weist Avery an, vor dem Tor zu halten. »Als ich klein war«, erläutert er, »war das hier der beste Ort in der ganzen Gegend. So in dem Stil wie, wenn du ganz, ganz brav warst und alle deine Pflichten erfüllt hast, sind Mama und Papa mit dir hierhergefahren. Dann habt ihr so viel Minigolf gespielt, wie's nur ging, und danach gab's Eis und Videospiele, in der Hütte da drüben.«

Avery hört aufmerksam zu. »Und was ist damit passiert?«

Ryan zuckt mit den Achseln. »An dem einen Tag war noch alles wie immer, und am nächsten hing da ein Schild, auf dem stand, dass es aus ist. Seitdem ist hier tote Hose.«

»Und kommst du oft hierher?«

»Nur mit ganz *besonderen* Leuten.«

»Oha. Wie schmeichelhaft.« Avery verzieht keine Miene. Dabei findet er es tatsächlich irgendwie schmeichelhaft. Wäre Ryan zu ihm nach Marigold gekommen, hätte er mit ihm zu einem TGI Friday's oder ins Kino gehen müssen. Das hier ist definitiv etwas anderes.

»Gehen wir«, sagt Ryan. Sie steigen aus und kriechen durch eine Lücke im Tor. Drinnen ist alles kaputt. Umgestürzte Windmühlen, faulig stinkende Wassergräben, in Scherben geschlagene Flaschen und zusammengeknüllte Dosen.

»Lust auf eine Runde?«, fragt Avery.

Ryan betrachtet die ramponierten Bahnen. Die vielen Kippen in den Löchern.

»Ich weiß nicht so recht«, sagt er. »Wie soll das gehen? Ohne Schläger? Und ohne Bälle?«

»Und?«

»Tja ... ohne so was ist es schwierig, Minigolf zu spielen.«

»Setz deine Phantasie ein«, sagt Avery, geht zur ersten

Bahn und legt einen nicht vorhandenen Ball auf den Abschlagpunkt. »Das hier ist der irrste Minigolfplatz aller Zeiten. Dieses Loch zum Beispiel wird von Alligatoren bewacht. Wenn sie deinen Ball verschlingen, sind es drei Schläge. Wenn sie dich verschlingen, sind es fünf.«

Avery holt übertrieben weit mit einem ebenfalls nicht vorhandenen Schläger aus und sieht mit großem Getue dem Ball auf seiner Flugbahn nach. »Kommschonkommschonkommschonkommschon«, murmelt er, als der Ball wieder auf der Bahn gelandet ist, und seufzt. »Nicht auf einen Schlag, aber wenigstens bin ich um die Alligatoren herumgekommen. Jetzt du.«

Ryan stellt sich in Positur und legt seinen unsichtbaren Ball zurecht. »Du bist mir hoffentlich nicht böse, dass ich den pinken genommen habe«, sagt er.

»Nicht die Spur.«

Ryan schlägt den Ball. Beide sehen zu, wie er abhebt und aufkommt.

»Nicht schlecht«, sagt Avery.

»Immerhin habe ich keinen Alligator erwischt.«

Ryan hätte gedacht, dass Avery es damit gut sein lassen und vorschlagen würde, diesen Trümmerhaufen wieder zu verlassen. Doch er geht zu der Stelle, an der sein Ball liegt, und locht ihn ein, dann macht er Platz für Ryan. Der folgt seinem Beispiel, trifft das Loch aber erst beim zweiten Versuch.

Avery tut, als sammle er die Bälle ein, und geht zur nächsten Bahn.

»Du bist dran«, sagt er. »Und, welche Geschichte gibt's hierzu?«

Laut Ryan ist die Bahn gespickt mit Trögen voller Schokolade; wenn der Ball in einen reinfällt, schmeckt er besser, wird aber auch langsamer. Und: Es ist kein Golfball mehr, sondern ein golfballgroßer Lutscher.

Soweit die Geschichte, die Ryan erzählt. *Gefühlt* ist es eine andere Geschichte, die mit jeder Minute weiter fortgeschrieben wird – die verwirrende, froh machende Geschichte von ihnen beiden, die Spaß an einem Ort haben, dessen Öde er erst jetzt so richtig erkennt. Es hat ihm immer gefallen, wie abgewrackt der Platz ist, aber zu jenen Zeiten hat er sich selbst ziemlich abgewrackt gefühlt. In den vergangenen paar Jahren hatte es etwas Befreiendes, seine Kindheit so offenkundig verwüstet zu sehen, als läge darin eine Bestätigung, wie Erwachsenwerden sich anfühlen sollte.

Aber mit Avery kehrt ein wenig von dem alten Zauber zurück. Ryan spielt mit, und das Spiel bringt Erleichterung. Ab der fünften Bahn lassen sie das Golfen komplett sein, beschreiben einfach nur all das, was sie in Wirklichkeit nicht sehen. Avery errichtet den Tadsch Mahal über Loch fünf, bei Loch sechs präsentiert Ryan das erste schwerkraftfreie Minigolf der Welt. Ab der siebten

Bahn gehen sie Hand in Hand, taxieren eine unsichtbare Landschaft. Es ist kein feierliches Händchenhalten, sie lassen die Arme vor und zurück schwingen, tänzeln auseinander und zueinander. Die Sonne lässt sich nicht blicken, aber das fällt ihnen gar nicht auf. Hätte sie hinterher jemand gefragt, wären sie sich todsicher gewesen, im Sonnenschein gelaufen zu sein.

Es ist nicht so, dass Ryan beim Anblick von Avery denkt, sie würden einander schon immer kennen. So simpel ist es ganz und gar nicht. Ryan lernt Avery gerade erst kennen und hat das Gefühl, dieses Kennenlernen wird völlig anders sein als jedes andere in seinem Leben.

Mitten in der neunten Bahn steht ein Wunschbrunnen. Kein ausgedachter – er ist tatsächlich vorhanden und hat nur wenig von seiner einstigen Pracht eingebüßt. Avery kramt einen Penny aus seiner Hosentasche.

»Nein«, entfährt es Ryan. »Nicht.«

Avery sieht ihn fragend an. »Nein?«

»Mein ganzes Leben lang habe ich Pennys in den Brunnen da geworfen. Und kein einziger Wunsch ist je in Erfüllung gegangen.«

Als Kind hat er sich gewünscht, reich oder berühmt zu werden, viele Spielzeuge und Freunde zu haben. Mit der Zeit änderten sich die Wünsche, drehten sich alle um Liebe oder Flucht.

Hoffentlich hat er mit seinem plötzlich ernsten Ton nicht alles ruiniert. Das war immer schon sein Problem – nicht allzu lange in falschen Welten leben zu können.

Avery fragt ihn nicht, was er sich gewünscht hat. Es ist nicht nötig.

»Schau her«, sagt er. »Vielleicht hast du ja was falsch gemacht.«

Avery legt den Penny auf Ryans Lippen. Ryan steht da und weiß nicht recht, was hier vor sich geht. Dann beugt sich Avery vor und küsst ihn, mit dem Penny zwischen ihren Mündern. Als er sich von Ryan löst, fällt der Penny in seine Handfläche.

»Und jetzt wünsch dir was«, sagt er.

Ryan denkt: *Ich möchte glücklich sein.*

»Fertig?«, fragt Avery.

Ryan nickt, und Avery schnippt den Penny in den Brunnen. Sie lauschen, hören ihn aber nicht am Boden aufkommen. Dann tritt Avery wieder näher zu Ryan hin, und jetzt ist nichts mehr zwischen ihnen, als sie sich küssen, erst mit geschlossenen, dann mit geöffneten Lippen. Erst mit offenen, dann mit ineinander verschlungenen Händen.

Nach einer Weile löst Avery sich und sagt: »Wir sind ja gerade erst halb durch!«

Die Finger weiter ineinander verflochten, gehen sie zur zehnten Bahn.

»Eine Wolke«, sagt Ryan. »Das ganze Ding ist eine Wolke.«

Sie diskutieren so hitzig über Golfspielen in Wolkenlandschaften, dass sie nicht mitbekommen, wie Schritte und Gelächter sich nähern.

Irgendwann lassen sich die Stimmen nicht mehr überhören.

Ryan dreht sich um und sieht, wer da kommt.

»Was ist?«, fragt Avery.

Und Ryan sagt: »Oh Shit.«

Harry weint. Vor lauter Schmerzen hat er angefangen zu weinen. Er hat Krämpfe in den Beinen, seine Blase scheint mit Felsbrocken gefüllt zu sein, und er will nicht weinen, aber seine Augen tun es trotzdem. Er hat keine Kontrolle mehr über sie oder sonst irgendetwas, nur noch über seine Lippen. Dort muss er alles versammeln, was er noch an Kontrolle zur Verfügung hat. Auch wenn sein Körper *Aufgeben* schreit. Auch wenn der Verstand ihm sagt, dass er unmöglich noch fünf Stunden durchhalten kann.

Sie sind zu viert. Avery hat ebenso wenig Ahnung wie wir, wer sie sind, doch ebenso wie wir hat Avery eine Ahnung, worauf das hinausläuft. Die höhnischen Blicke, der herausfordernde Gang, die fast beiläufige Gehässigkeit in dem Gelächter. Es ist eine Sonderform der Marke Arschloch, wie man sie häufig bei männlichen Teenagern findet, die in Rudeln unterwegs sind.

»Na, was läuft, Ryan?«, feixt einer von ihnen. »Wer ist denn dein *Freund* da?«

Ryan lässt Averys Hand los.

»Was willst du, Skylar?«, fragt er.

»Wir haben vorn einen Wagen stehen sehen. Was treibt ihr hier?«

Erst jetzt sieht Avery, dass Skylar und noch ein Typ Golfschläger in der Hand haben. Skylar bemerkt seinen Blick und lächelt. Dann entdeckt er auf dem Boden eine Flasche, holt mit dem Schläger aus und lässt sie Richtung Ryan und Avery fliegen. Ryan zuckt nicht mit der Wimper, Avery schon.

Wir müssen euch nicht weiter erklären, was Skylar für ein Typ ist, oder? Das wisst ihr auch so. Im großen Weltgetriebe ist er nur ein machtloses Zahnrädchen. Darum übt er, wann immer er Herr einer Situation ist, so viel Macht und Druck wie möglich aus. Er baut sein Selbstwertgefühl auf Kosten anderer auf oder versucht es jedenfalls, und ein bisschen funktioniert es auch, aber es ist nie genug. Es macht ihn nicht klüger. Es ändert nichts an seiner Zukunft. Es gibt ihm den gleichen Kick wie Sex oder Drogen. Eigentlich hat er gar nichts gegen Ryan. Er nutzt ihn nur als Gelegenheit, Überlegenheit zu zeigen. Insbesondere vor Publikum.

Ryan hält sich möglichst fern – von ihm und den anderen auch. Denn wo er ist, sind immer auch noch andere, und wenn er sich gegen sie wehrt, muss er sich morgen und übermorgen und alle Tage gegen sie wehren. Schafft er es aber, ihnen aus dem Weg zu gehen, wird er letztlich ganz von ihrem Schirm verschwinden. Das bläut er sich jedenfalls ein – so wie wir es uns eingebläut haben. Steig nicht drauf ein. Mach es nicht noch schlimmer. Geh einfach. Nicht weglaufen – sei kein Feigling, lass deine Furcht nicht erkennen. *Geh*.

Wenn Avery nicht dabei wäre, würde er genau das tun. Ihnen viel Spaß bei der Spielrunde wünschen und ihnen dann quasi den Platz überlassen. Aber so kommt er hier nicht davon. Mit Avery als Zuschauer hat Skylar mehr Spaß daran, ihn fertigzumachen.

Skylar legt sich eine weitere Flasche zurecht; diesmal geht sie bei seinem Schlag sofort zu Bruch, Scherben fliegen durch die Gegend. Die anderen Jungs finden das wahnsinnig komisch.

Avery spürt, wie er die Schotten dicht macht, in den Überlebensmodus wechselt.

»Was wollt ihr, ihr Scheißer?«, zischt Ryan.

»Oh, was sind wir mutig!«, spottet Skylar. Dann wirft er Ryan den Golfschläger mitten ins Gesicht.

Oder zumindest lässt er es so aussehen. Im allerletzten Moment lässt er dann doch nicht los. Aber bis dahin hat Ryan schon den Arm hochgerissen und duckt sich vor dem Wurfgeschoss, das nicht kommt.

Avery spürt Ryans Demütigung, auf die blöde Masche hereingefallen zu sein. Die anderen schütten sich wieder aus vor Lachen; Avery würde gern zu Ryan gehen und ihm tröstend die Hand auf den Rücken legen, ihm sagen, dass schon alles okay ist. Aber das geht nicht, weil ihm erstens nicht klar ist, wie die Reaktion darauf ausfallen würde, und er zweitens nicht weiß, ob wirklich alles okay ist.

Was Avery nicht wissen kann: Ryans Demütigung beschränkt sich nicht auf diesen einen Moment, sie ist sozusagen nur die Spitze des Eisbergs, angehäuft von Skylar und anderen Typen wie ihm. Sie sind ungefragt über sein Leben weggetrampelt, haben das bisschen an Sicherheit und Wohlgefühl, das er gewonnen hat, bespuckt, mit Füßen getreten und sabotiert. Das ist die wahre Schreckensherrschaft – nicht die einzelnen Sprüche oder Schubser, sondern die Erschöpfung, nachdem man schon so lange, so unablässig damit lebt.

Es machte uns fertig, wenn andere auf uns herumhackten, uns für etwas zum Gespött machten, was wir nicht einmal sein durften. So viele von uns hörten das Wort *schwul* zuerst als Beleidigung, als Ausdruck des Abscheus. So viele von uns wurden als Schwuchtel tituliert, bevor wir überhaupt wussten, was das hieß. Nicht alle – manche von uns versteckten sich so gründlich, dass unser Schwachpunkt für niemanden zu finden war. Manche von uns machten selbst andere nieder – um unsere Spuren zu verwischen, oder weil wir unser Anderssein so sehr hassten, dass wir andere dafür schikanieren mussten. Viele von uns hatten unter Menschen zu leiden, die dümmer und/oder gemeiner waren als wir – einfach weil sie größer und stärker waren oder lauter, wegen der Stellung ihrer Väter oder des Teams, in dem sie mitspielten, oder weil sie schlicht den Mumm hatten, uns wie den letzten Dreck zu behandeln, und uns der Mut zum Zurückschlagen fehlte.

Für jeden von uns gab es eine Zeit, bevor wir gebrandmarkt wurden. Für Ryan gab es eine Zeit, in der er mit Skylar in der Little League spielte. Ihre Mütter haben sich sogar beim Hinbringen und Abholen abgewechselt. Aber das ist Geschichte und hier nicht mehr von Bedeutung.

»Haben wir euch beim Rummachen gestört?«, fragt Skylar mit gespieltem Ekel. »Haben wir die Show verpasst?« Er steht jetzt nahe vor ihnen, zu nahe. Schubst

Avery mit dem Golfschläger zu Ryan hin. »Lasst euch nicht aufhalten. Zeigt uns, was ihr draufhabt.«

Avery spürt die Blicke der Typen auf sich und hat keine Ahnung, was sie eigentlich sehen.

»Na los!«, ruft einer. »Macht schon!«

In Ryan ballt sich der Zorn, doch entladen kann er ihn erst, als Skylar ihm den Golfschläger in die Rippen bohrt und Kussgeräusche von sich gibt. Das ist zu viel. Ryan packt zu, will Skylar den Golfschläger entreißen. Statt in die Gegenrichtung zu ziehen, stößt Skylar den Schläger überraschend zu ihm hin. Ryan kommt ins Stolpern, landet auf dem Hintern und reißt beinahe Avery mit um. Erst jetzt zieht Skylar an dem Schläger und entwindet ihn mühelos Ryans Hand.

Alle sehen zu Ryan hin, selbst Avery. Die anderen Jungs haben einen Mordsspaß, lassen weitere Beleidigungen herabregnen. Skylar jedoch bleibt still. Er lässt seine Genugtuung für sich sprechen. Egal was Ryan jetzt noch tut, Skylar hat schon gewonnen.

»Du musst dir wohl einen neuen Freund suchen«, sagt er zu Avery. »Der hier hat einen Schaden.«

»Leck mich doch«, sagt Avery. Es klingt lahm. Blöd. Es muss etwas Besseres geben, aber ihm fällt nichts ein.

»Nein«, sagt Skylar. »Leck *du mich doch.*«

Ryan kommt auf die Beine. Skylar tritt zurück und schießt eine Scherbe gegen Ryans Turnschuh.

»Gehen wir«, sagt Avery.

»Was denn, so schnell schon?«, höhnt Skylar. »Das war aber nicht gerade die Megashow!«

Avery versucht, Ryans Blick zu deuten, kommt jedoch nicht weiter. Er hat keinen Schimmer, was Ryan gerade denkt und als nächstes tun wird. Es ist, als wären sie, alle anderen, überhaupt nicht da – als wären da nur Ryan und Skylar, die es wissen wollen.

»Ich würde gern gehen«, sagt Avery. Sollen sie es ruhig auf ihn schieben, ihn als den Schwächling hinstellen. Hauptsache, sie kommen hier raus.

»Okay«, sagt Ryan. Es gilt Avery, aber er lässt Skylar nicht aus dem Blick. »War echt schön, euch zu sehen, Jungs.«

»Ja, Schwuchtel, gleichfalls«, kommt es von Skylar.

Ryan und Avery gehen los. Die Jungs werfen ihnen weitere Dosen und Flaschen hinterher. Ryan verfällt nicht in Laufschritt. Er geht einfach weiter, und Avery bleibt an seiner Seite. Glas und Aluminium fliegen um sie herum, treffen ihr Ziel. Die Jungs johlen vor Freude. Folgen ihnen kurz und lassen sie an der sechsten Bahn endlich in Ruhe. Ryan verachtet sich für das Ausmaß seiner Dankbarkeit.

Sobald sie sich außer Reichweite befinden und durch die Lücke im Tor in Sicherheit gekrochen sind, platzen all die Worte heraus, die Avery bis dahin in seinem Inneren verkorkt hatte. »Das war gruselig«, sagt er. »Aber uns ist nichts passiert. Uns ist überhaupt nichts passiert. Das sind Arschlöcher. Wichtig ist, dass mit uns alles okay ist. Vergessen wir's einfach, hat keinen Sinn, sich jetzt noch große Gedanken deswegen zu machen. Mit uns ist alles okay, stimmt's?«

»Tut mir echt leid«, sagt Ryan, »aber ich glaube, ich brauch mal kurz Ruhe.«

Er versucht es sanft zu sagen, damit klar wird, dass es nicht gegen Avery persönlich geht, trotzdem fühlt sich Avery irgendwie in die Schranken gewiesen.

Skylar hat Avery zugeparkt. Und zwar mit einem Lastwagen, das heißt, Avery kann ihn nicht einfach rammen und beiseite schieben, sondern muss ungefähr zwanzigmal vor- und zurücksetzen und über einen Gehweg fahren, um da rauszukommen. Ryan kocht vor Zorn.

»Ist schon okay«, sagt Avery.

»Nein, ist es nicht«, faucht Ryan.

Endlich ist Avery mit dem Manöver fertig und fährt vom Parkplatz weg.

»Und, was jetzt?«, fragt er.

Ryan müsste sich freimachen von dem, was da eben geschehen ist, das weiß er; er müsste es hinter sich lassen und zu dem Tag zurückkehren, den er und Avery gemeinsam verbringen. Doch in ihm brodelt es wie vor einem Vulkanausbruch. Wenn Avery nicht da wäre, würde er sich einen Golfschläger besorgen und noch mal zurückgehen. Würde sich anschleichen und ihnen die Seele aus dem Leib prügeln. Das möchte er jedenfalls gern glauben. Solche Szenarien bleiben sehr viel klarer, wenn sie nicht in die Tat umgesetzt werden.

»Ryan?«

Ryan hat Averys Frage überhört und nicht daran gedacht, dass Avery wissen muss, wo es hingehen soll. Er sieht auf seine Uhr und erinnert sich, dass er Alicia versprochen hat, in ungefähr einer Viertelstunde vorbeizuschauen.

»Bieg da vorne links ab«, sagt er.

Avery hat noch mehr Fragen auf der Zunge, übt sich aber in Geduld. *Lass es raus*, möchte er zu Ryan sagen. *Sag, was du zu sagen hast.*

Aber Ryan ist noch nicht so weit. Er kann es nicht laut aussprechen. Und er kann es nicht hinter sich lassen.

Als Cooper sich bei McDonald's etwas zu essen holt, stellt er fest, dass sein Geld zur Neige geht. Das sollte ihm Sorgen machen, tut es aber nicht. Er nimmt es kaum zur Kenntnis.

Stattdessen setzt er sich an einen Ecktisch und isst seinen Hamburger. Rings um ihn wird geredet, gelacht und gedrängelt, doch er starrt ins Leere, seine Gedanken so namenlos wie die Umgebung. Er hat den Burger in sechs Minuten aufgegessen und sitzt dann noch eine halbe Stunde da. Spielt dies und das in Gedanken durch. Redet mit sich selbst, weil er sonst niemanden zum Reden hat.

Der Tod ist hart, und sich ihm zu stellen, ist schmerzhaft. Aber noch schmerzhafter ist das Gefühl, dass es keinen kümmert. Keinen Freund auf Erden zu haben. Manche von uns starben im Kreis ihrer Lieben. Manche unserer Lieben schafften es nicht rechtzeitig, waren zu weit weg oder schliefen einfach zu fest. Doch der eine oder andere von uns könnte euch auch erzählen, wie es ist, niemanden zu haben, den man liebt oder der einen liebt. Es ist so schwer, nur um deiner selbst willen am Leben zu bleiben. Jedem einzelnen neuen Tag ins Gesicht zu blicken, ohne dass ein vertrautes Gesicht zurückblickt. Es verwandelt dein Herz in einen sinnlosen Muskel.

Je weniger dich mit der Welt verbindet, desto leichter fällt es, sie zu verlassen.

Wir müssen wieder zurück zu Harry und Craig. Müssen sie da stehen sehen. Es wird immer noch wärmer, und ihre Körper scheinen immer noch mehr Hitze zu verströmen. Beim Anblick von Craigs Hand auf Harrys Rücken denken wir daran, wie traumhaft Haut sich anfühlte. Wie sehr wir das vermissen. Eine Brust zu berühren und den Herzschlag darunter zu spüren. Einen Rücken zu berühren und die Wirbelsäule zu spüren. Atem an unserem Hals. Die Kühle des Auseinander. Die Hitze des Zueinander.

Sich siebenundzwanzig Stunden und fünf Minuten zu küssen, ist eine lange Zeit. Siebenundzwanzig Stunden und sechs Minuten auch. Harry und Craig sind sich bewusst, was alles um sie herum vorgeht. Das Meer der Gesichter wandelt sich ständig, erscheint immer wieder neu. Die Musik reiht Song an Song. Mykal hat sich selbst zum Cheerleader gekürt – wenn die Zurufe zu schwach werden, heizt er sie wieder an. Nach dem Footballtraining gab es noch mal Gegrummel und Gemaule – nicht von allen Spielern, aber doch von einigen. Zum Glück wurde ihnen bald langweilig. Was gibt es schon groß zu sehen, wenn zwei Jungs sich küssen. Da bleiben nur Leute dabei, die von der Sache voll und ganz überzeugt sind.

Tariq hat wegen Schlafmangel die ersten Aussetzer. Er murmelt Zeilen von Walt Whitman vor sich hin, um am Ball zu bleiben, seine Gedanken nicht aus dem Ruder laufen zu lassen. Smita hört ihn und macht mit. Das wiederum hört Mykal und macht Anfeuerungen daraus:

Wir zwei Burschen hängen aneinander!
Einer lässt den andren nie allein!
Freuen uns an Kraft!
Strecken die Ellbogen!
Ergreifen die Finger!
Umarmt und furchtlos!
Essen!
Trinken!
Schlafen!
Lieben!

Harry und Craig halten sich aneinander fest. Jeder für sich, jeder auf seine Weise, fragen sie sich: *Wie lange kann man sich an einem Körper festhalten?*

Lange, möchten wir ihnen sagen. Sie sind jung. Sie begreifen nicht. Es ist ganz natürlich, einen fremden Körper so dein werden zu lassen wie deinen eigenen. Diese Verbindung, diese Vertrautheit zu spüren. Wir ändern uns ständig und bleiben doch mehr oder weniger gleich, und auf diese Weise können andere um uns wissen. Und uns halten.

Halt an seinem Körper fest, möchten wir dem einen wie dem anderen sagen. *Und an deinem eigenen.*

Harry hustet. Craig nimmt es hin. Er zuckt nicht mal zusammen.

Neil setzt sich dazu, als Peter Videospiele spielt. Peter spielt weiter, ist aber eher darauf konzentriert, dass er neben Neil sitzt.

Peter weiß nicht, was er sagen soll, darum neigt er sich zur Seite. Nur ein paar Zentimeter, bis ihre Schultern sich berühren. Nun sind sie, auf ganz schlichte Art, zusammen.

Avery freut sich, Ryans Freunde kennenzulernen, gleichzeitig schwimmt er ein bisschen. Ryan hat sie ihm zwar vorgestellt, sich danach aber quasi aus der Unterhaltung abgemeldet. In Gedanken ist er immer noch auf dem Minigolfplatz, köchelt noch immer in seinem hilflosen Zorn.

Alicia, Ryans beste Freundin, merkt, dass es irgendwo

hakt. Avery würde ihr gern sagen: *Es liegt nicht an mir. Ich schwör's, es liegt nicht an mir.* Aber sie spürt es wohl auch so, ist besonders nett zu Avery und erzählt ihm lustige Geschichten aus Ryans Kindheit, damit er sich nicht so isoliert fühlt. Nur Dez – einer der vier Freunde, die im Café um den Tisch sitzen – scheint Avery ein bisschen zu eindringlich zu mustern und gern wissen zu wollen, wie es unter Averys Shirt aussieht.

Schließlich erzählt Ryan ihnen, was passiert ist – nicht jedes Detail, aber doch die Grundzüge. Avery ist erleichtert und denkt, dass Ryan sich nun davon lösen, darüber hinwegkommen kann. Natürlich zeigen alle Mitgefühl und murmeln eine schier endlose Liste von Synonymen für das Wort *Arschloch* vor sich hin, um Skylar und die anderen Typen passend zu beschreiben.

Aber das Erzählen allein reicht Ryan nicht. Zum Schluss sagt er: »Ich hätte echt was unternehmen sollen. Seinen Wagen zu Klump hauen, oder sie bei der Polizei wegen unbefugtem Betreten anzeigen. Irgend so was. Aber dafür ist es ja noch nicht zu spät.«

»Was meinst du damit?« Avery denkt, dass er das nicht so fragen könnte, wie Alicia es gerade tut.

»Ich meine, schließlich weiß ich, wo er wohnt.«

Alicia nickt. Doch dann sagt sie: »Ryan, mir ist klar, dass du sauer bist. Aber ich denke, du solltest einen Gang zurückschalten.«

»Du hast leicht reden. Du warst schließlich nicht dabei. Stimmt's?« Er sieht zu Avery.

Avery weiß nicht genau, was man von ihm hören will. Offenbar lautet die Frage, ob Alicia dabei war oder nicht, und die Antwort darauf wissen sie alle. Ryan will mehr von ihm hören.

»Mit euch fühle ich mich jedenfalls viel wohler«, sagt Avery, was ihm von allen Bonuspunkte einbringt, außer von Ryan.

Uns ist klar, wie unzufrieden Ryan damit ist. Mit Avery. Mit Alicia. Mit allen dort Versammelten, die nicht so zornig sind wie er. Wir kennen dieses Gefühl nur zu gut. Es gab Zeiten, in denen der Zorn auch uns voll im Griff hatte, in denen es sich nicht so anfühlte, als käme er aus uns, sondern wäre außerhalb von uns, um uns herum, schlösse sich immer stärker um uns. Nach so vielen Jahren, in denen wir unseren Zorn, unsere Wut verleugnet haben, war es gewaltig, den Zorn und die Wut anzuerkennen, uns davon befeuern zu lassen, den blinden Zorn in gezielte Empörung zu verwandeln, uns dessen zu bemächtigen, was außer uns zu sein schien, und es dann aus dem Inneren wieder herausschießen zu lassen.

Der Nutzen von Zorn besteht zum Teil in dieser Anerkennung, dieser Anverwandlung. Der andere Teil aber – der uns manchmal am schwersten fiel, vor allem in unserem Leid – ist die Frage der Zielsetzung. Manchmal ist der Zorn so stark, dass man ihn überallhin verschießt. Auch wenn man natürlich seinen Zorn nur auf die Leute richten sollte, auf die man wirklich zornig ist, Leute, die unseren Zorn wahrhaftig verdient haben. Ryan ist so auf seinen Hass auf Skylar fixiert, dass er gar nicht merkt, wie er Hass in alle Richtungen streut.

Alicia fragt Avery nach seinem pinken Haar und wie lange er es schon hat, und erkundigt sich dann, wie es in Marigold so ist. Eigentlich will sie nur, dass Avery irgendwann mal auf die Toilette oder zum Telefonieren nach draußen geht, damit sie Ryan für sich hat und ihn daran erinnern kann, worum es an diesem Tag gehen sollte und wie aufgekratzt er war, als er sie bat, Leute zusammenzutrommeln, damit er ihnen den Jungen vorstellen kann, der einfach so in sein Leben geschneit ist. Aber Avery steht nicht vom Tisch auf, und die Warnung seiner besten Freundin findet nicht zu Ryan.

»Und, was hast du jetzt vor?«, fragt sie, als sie mit der Unterhaltung durch sind.

»Weiß ich noch nicht so genau«, sagt Ryan. Aber für sie ist es sonnenklar. Er ist immer noch auf das eine aus: *Rache.*

Neil weiß, was in Peter vorgeht, wenn er sich so an ihn lehnt. Er weiß, was Peter damit sagen will. Er rückt nicht weg. Aber er sagt Peter immer noch nicht, was passiert ist, und fragt sich, warum nicht.

Cooper geht raus aus dem McDonald's. Zurück in die Welt. Wartet auf den Einbruch der Nacht.

Craig sucht in der Menge nach seiner Familie und sieht sie nirgends.

Harry versucht sich auf die SMS und Mails zu konzentrieren, die fortlaufend reinkommen, auf all die Nachrichten und Postings. Er kann kaum noch sein Handy halten, tippt trotzdem so viele Antworten ein wie möglich, will sich in Worten verlieren, will mit Worten die Zeit verstreichen lassen.

Harrys Vater behält seinen Sohn im Blick und spürt etwas Gewaltiges in sich. *Sein* Vater hätte niemals verstanden, was er hier sieht und spürt. *Sein* Vater hätte das eine oder andere zu diesem Geschehen zu sagen gehabt. Aber *sein* Vater konnte seinem Enkel auch in vieler Hinsicht nicht das Wasser reichen, so wie er selbst seinem Gefühl nach seinem Sohn in vieler Hinsicht nicht das Wasser reichen kann. Es ist mehr als nur Stolz, was ihn erfüllt. *Damit*, denkt er, *ist alles erklärt*. Hier vor ihm. Durch seinen Sohn.

Tom steht dicht neben Mr Ramirez und wünscht sich, wir könnten es mit ansehen.

Wir sind hier, sagen wir ihm.

Wir sind hier.

»Und, was würdest du jetzt gern machen?«, fragt Ryan, als sie bei Averys Wagen sind.

Ich würde es gern ungeschehen machen, denkt Avery. *Ich hätte gern die letzten beiden Stunden zurück.*

Craig sieht Tariqs Miene – und dann erst sein eigenes Handy in Tariqs Hand. In den vergangenen Stunden hat er Harry das SMS-Schreiben überlassen, hat Harry den unfassbaren Tausenden von Leuten danken lassen, die sich zugeschaltet haben. Aber Tariqs Miene sagt ihm, dass es hier um etwas anderes geht.

Tariq gibt ihm das Handy. Eine Nachricht von seinem Bruder Kevin.

Wir machen einen Ausflug. Viel Glück.

Das ist alles. Das war's.

Seine Familie kommt nicht.

Seine Familie. Kommt. Nicht.

Irgendwann im Lauf der Nacht muss sein Vater die Entscheidung getroffen haben. Es kann niemand anders gewesen sein.

Sie sind weggefahren. Und werden erst wieder da sein, wenn es vorbei ist.

Craig hat das Gefühl, als würde er inwendig gehäutet. Alle die, die da zusehen, sie alle können erkennen, was los ist, denkt er, und was nun nie passieren wird. Keine freudige Wiedervereinigung. Kein Jubel. Nichts.

Und dann strömen auch schon die Tränen. Von all dem, was sein Körper tut, ist das hier das Vernünftigste. Wenn du traurig bist, ist es nur vernünftig, dass der Körper die Augen schnell auswaschen will.

Harry weiß immer noch nicht, was los ist, aber er hat

eine Ahnung. Craig bedeutet Tariq, Harry die Nachricht zu zeigen, und Harrys Befürchtungen bestätigen sich. Jetzt kommen auch Smita und Mrs Ramirez zu ihnen, weil sie merken, dass etwas nicht stimmt.

Die Menge jubelt lauter, ruft die Namen der Jungs. Hunderte von Stimmen rufen den Namen, den Craigs Eltern ihm gegeben haben. Es bedeutet ihm nichts.

Plötzlich wird Tariq von etwas gepackt. Er kann nichts dagegen tun. Er weist Rachel an, die Computer und den Stream im Blick zu behalten, und rast wie der Blitz durch die Menge. Zum ersten Mal bewegt er sich von Harry und Craig weg, zum ersten Mal legt er eine Pause ein, und er weiß nicht, wo die Energie herkommt, aber sobald er sich durch das Gedränge gezwängt hat, sprintet er wie ein Goldmedaillenanwärter durch seinen Heimatort. Er schnauft schwer und hat das Gefühl, als könnten all seine alten Wunden jeden Moment wieder aufbrechen, aber er kämpft sich durch, lässt nicht locker, bis er auf Craigs Straße ist, auf Craigs Zufahrt, und zum Haus läuft. Dann hämmert er an die Tür – wie verrückt – und schreit, dass sie rauskommen sollen, er weiß doch, dass sie da sind, sie sollen doch bitte, bitte da sein und mit ihm mit kommen, nicht so dumm zu sein, einen solchen Fehler zu machen. *»Er braucht euch«*, sagt er ihnen, immer wieder, *»Er braucht euch«*, bis seine Hände zu müde zum Hämmern sind und seine Lunge zu müde zum Brüllen.

Das Haus ächzt leise und ist dann wieder still, wie um Tariq zu sagen, dass es verlassen daliegt. Die Sonne blinzelt unter einer Wolke hervor. Es kommt keine Antwort, weil niemand da ist, der eine geben könnte.

Tariq weint nicht. Er hält sich nicht länger mit dem Haus auf. Wie so viele von uns wollte er etwas gutmachen. Dass er gescheitert ist, spielt eigentlich fast keine Rolle. In dem Getümmel, wenn alles vorbei ist, wird er vermutlich vergessen, Craig zu erzählen, was er hier versucht hat.

Wir sagen ihm, dass es ein guter Versuch war. Auf dem Weg zurück zur Schule mühen wir uns, an seiner Seite zu bleiben. Er soll sich nicht allein fühlen.

Jetzt, wo er nicht mehr auf sie wartet, wird Craig klar, wie sehr er auf sie gewartet hat.

Außerdem überrascht es ihn, dass er nicht untergeht, obwohl sie nicht da sind.

Harry versucht für Craig da zu sein. Mit aller Macht. Eben in dem Moment, als es für sein Gefühl mit dem Kuss nichts Neues mehr zu sagen gibt, versucht er ihm das zu sagen. Und Craig hört es. Craig zeichnet Linien auf seinen Rücken. Erst denkt Harry, es sei ein P, oder ein e. Doch dann bekommt es eine zweite Hälfte – ein Herz.

Harry antwortet mit einem Ausrufezeichen.

»Du bist nicht allein«, sagt er, Mund an Mund mit Craig.

»Was?«, fragt Craig.

»Du bist nicht allein«, sagt Harry noch mal.

Und diesmal hört Craig es.

Neil rutscht von Peter weg und geht zu Peters Computer. Die beiden Jungs auf dem Bildschirm küssen sich immer noch. Neil beugt sich näher hin und überlegt, was ihnen wohl durch den Kopf geht. Er schaltet auf Vollbild, aber so werden sie nur verschwommener.

»Wir sollten da hin«, hört er sich sagen. »Meinst du, deine Mom bringt uns?«

»Ich will bloß vorbeifahren«, sagt Ryan. »Und nachschauen, ob sie noch da sind.«

Avery würde gern Nein sagen, fügt sich aber schweigend, als Ryan ihn anweist, erst links, dann rechts abzubiegen.

Da ist er wieder. Der aufgegebene Minigolfplatz.

Der Laster ist weg.

Avery fragt sich, ob Ryan enttäuscht oder erleichtert ist. Vielleicht beides.

»Ich glaube, ich weiß, wo sie sein könnten«, kommt es von Ryan. Avery soll wieder losfahren und sich links halten.

Nach zwei grünen Ampeln müssen sie an der dritten Kreuzung bei Rot stehen bleiben. Als Ryan ihm aufträgt, erneut links abzubiegen, beschließt Avery, weder nachzugeben noch aufzugeben, sondern Ryan eine letzte Chance zu geben.

Er wechselt auf die rechte Spur und biegt rechts ab. Das verwirrt Ryan – umso mehr, als Avery auf dem Parkplatz einer Anwaltskanzlei hält.

»Was soll das denn?«, fragt er Avery.

Und Avery sagt: »Du machst es kaputt. Du musst damit aufhören, bevor es vollkommen kaputt ist.«

Cooper fädelt sich auf den Highway ein. Er verlässt seinen Heimatort für immer. Ohne noch einen Gedanken daran zu verschwenden. Für sein Gefühl hat niemand dort ein Lebewohl verdient.

Nur noch zwei Stunden.

Noch mehr Kamerateams, noch mehr Demonstranten. Noch mehr Hitze, noch mehr Lärm.

Trotz all des Koffeins will Craig nur zwei Dinge, und zwar dringend: schlafen und sich hinsetzen. Er müht sich, in Gedanken nicht zu den üblen Fragen abzudriften, aber an diesem Punkt hat er ihnen nicht mehr viel entgegenzusetzen. Sämtliche unausgesprochenen, ja uneingestandenen Gründe, warum er das hier tut, lösen sich in Nichts auf. Hat er nicht gedacht, es würde seine Familie um ihn versammeln? Hat er nicht gedacht, sie würden stolz auf ihn sein? Und hatte Smita nicht recht – hat er nicht gedacht, es würde Harry und ihn wieder zusammenbringen? Und was ist mit dem, was Tariq passiert ist – hat er wirklich geglaubt, diese Aktion würde das irgendwie zurechtrücken und verhindern, dass so etwas noch einmal passierte? Macht er am Ende nicht alles nur noch schlimmer, indem er den Kamerateams einen Anlass liefert, den Hass der Gegenseite in den Äther hinauszuschicken?

Warum machst du das?, fragt er sich und weiß nicht recht, was noch übrig ist, nachdem alle Antworten sich auflösen. Wir könnten es ihm sagen, aber er muss selbst draufkommen. Das wissen wir. Wir können ihn nicht gegen die Verzweiflung wappnen. Das ist seine Aufgabe.

Harry ist so heiß. Er hat mit dem W-Zeichen um Wasser gebeten und dem Gefühl nach ganze Kanister getrunken. (In Wirklichkeit war es nur eine halbe Flasche.) Und jetzt muss er so dringend pinkeln. Aber da sind so viele Menschen, die zusehen. Wie soll er vor ihnen eine Pinkelpause einlegen? Mehr Pinkelhemmung ist schlicht undenkbar. Er versucht es einzuhalten. Ein schmerzhaftes Vorhaben.

Die Polizei sperrt jetzt die Zufahrt. Die gesamte Truppe ist im Einsatz, aber insgesamt ist es doch eher ein Trüppchen. Sie können unmöglich alle kontrollieren, die durchwollen. Jeder Volldepp könnte eine Waffe dabeihaben. Jeder, der dem Kuss ein Ende machen will, könnte es ohne weiteres tun.

Die meisten Neuankömmlinge finden sich aus dem

gleichen Grund ein wie die zwei, die gerade aus dem Wagen von Peters Mutter steigen. Zwar können sich auch die Gegendemonstranten nicht über mangelnden Zulauf beklagen, aber die meisten zieht es doch hierher, weil der Kuss in ihnen etwas anrührt. Mit dem, was sie tun, bringen Craig und Harry zum Ausdruck, was sie, die neu Hinzukommenden, immer schon sagen wollten. Und darum steigen sie auf einmal in Busse und Autos. Finden sich am Bahnhof von Millburn wieder, wo eine nette alte Dame ihnen erklärt, wie sie von dort zu Fuß zur Highschool kommen, und dass sie die ja nicht mit der Middle School verwechseln sollen, die viel näher dran liegt. Als Peter und Neil hingefunden haben, keine zwei Stunden vor dem Finale, brummt und summt die Rasenfläche förmlich vor Aufregung. Verdutzt betrachten sie die Menschenmenge, die Mauer, mit der Craigs und Harrys Freunde sie vor den Demonstranten und sonstigen möglichen Bedrohungen abschirmen. In diesem Pulk sind Craig und Harry nicht mehr als zwei Gestalten, die sich zu einem A zusammenfügen – das unverrückbare Zentrum einer größeren Feier, der innerste Ring, den ein Steinwurf ins Wasser hinterlässt.

Peter und Neil bleiben am äußersten Rand stehen, um sich einen Überblick zu verschaffen. Genauer gesagt: Peter bleibt stehen, um alle anderen in den Blick zu nehmen und zu checken, ob jemand da ist, den er kennt.

Neil bleibt stehen, um zu Peter hinzuschauen – ihn gründlich zu mustern und sich zu fragen, was er eigentlich will. Er liebt Peter, weiß zugleich aber nicht, was das letztlich bedeutet. Es gibt niemand anderen auf der Welt, den er küssen oder vögeln möchte, mit dem er reden oder sein Leben verbringen will. Warum ist da trotzdem immer noch eine Leerstelle? Warum fehlt da nach einem Jahr immer noch etwas?

Er steht kurz davor, das sehen wir. Er steht kurz vor der grausamen Erkenntnis, dass immer etwas fehlen wird, in echt und auch gefühlt. Normalerweise muss man diesen Lernprozess nur einmal durchmachen – sich darüber klarzuwerden, dass es so etwas wie *für immer* und *absolut* nicht gibt. Wenn man zum ersten Mal rettungslos verliebt ist, nimmt einem diese Entdeckung schlagartig alle Schwungkraft, nimmt allen Verheißungen die Grundlage. Im vergangenen Jahr ist Neil immer davon ausgegangenen, dass Liebe sich wie eine Flüssigkeit in ein Gefäß ergießt und es stetig weiter füllt, je länger man liebt, bis es irgendwann randvoll ist. In Wahrheit wird auch das Gefäß mit der Zeit immer größer. Du wächst heran. Dein Leben erweitert sich. Und erwarte ja nicht, dass die Liebe deines Partners deine alleinige Erfüllung ist. Es bleibt immer Raum für anderes. Und dieser Raum ist nicht etwa leer, sondern wird von einem anderen Element erfüllt. Die Flüssigkeit ist leichter zu sehen, doch du musst auch die Luft zu schätzen wissen.

Dieser Lernprozess ging bei uns nicht von jetzt auf gleich vonstatten. Manche von uns haben es überhaupt nicht kapiert, andere schon, aber dann wieder vergessen, als es den Bach runterging. Doch für uns alle gab es irgendwann diesen Moment – in dem die Platte einen Aussetzer hat und man sich entscheiden muss, ob man den Song damit zum letzten Mal gehört hat oder ihn zu Ende laufen lässt, nicht mehr ganz so makellos wie zuvor.

»Schau mal, die ganzen Leute«, sagt Peter zu Neil. »Sieh dir das an!«

Neil schaut zu ihm hin und sieht einen Vollidioten. Er schaut ihn an und sieht jemanden, dessen Mutter ihn hergefahren hat und sie später wieder abholen wird. Er schaut ihn an und sieht vielleicht nicht seine Zukunft, aber definitiv seine Gegenwart.

Wenn Neil Peter erzählt, was an diesem Morgen bei ihm zu Hause los war – was er in ungefähr vierzig Sekunden tun wird –, wird Peter erst einmal von der Rolle sein, und verletzt, weil Neil es ihm nicht gleich erzählt hat. Neil wird es verstehen, sich aber nicht dafür entschuldigen. Binnen weiterer fünf Minuten wird Peter das schon weitgehend egal sein, weil er alles ganz genau wissen will, als wäre er dabei gewesen, auch wenn es schon vorbei ist – er will Neil nachträglich eine Stütze sein. Er wird die Arme um Neil schlingen, und Neil wird die Umarmung erwidern, und mehr Liebe wird in die beiden Gefäße fließen, und beide Gefäße werden ein bisschen größer werden.

»Kaputt?«, fragt Ryan. Bei der ersten Silbe weiß er wirklich noch nicht, was Avery meint, erst als er beim Fragezeichen angelangt ist, geht ihm ein Licht auf, und noch bevor Avery antworten kann, sagt er: »Oh. Stimmt.«

»Ich will den Tag zurückhaben«, sagt Avery.

Ryan erwidert trotzig: »Ich war's nicht, der ihn geklaut hat.«

In dem Moment wissen wir, dass Ryan eine Entscheidung treffen muss, und zwar eine wichtige. Denn wenn er sich hier falsch entscheidet, stehen die Chancen gut, dass er immer so weitermacht. Diejenigen von uns, die im Zorn gestorben sind, erkennen das Muster. Es ist nicht fair, dass Ryan hier seine Wahl treffen muss – er hat vollkommen recht damit, dass ihm der Tag geklaut worden ist. Aber jetzt steht es in seiner Macht, ihn wieder zurückzubekommen. Dafür muss er allerdings seinen Zorn überwinden.

Avery weiß nicht, dass so viel auf dem Spiel steht. Er

weiß nur, dass er nicht mehr lange in Kindling bleiben wird, wenn Ryan sich weiter so aufführt. Das wäre schade, ja, aber es ist so.

»Bitte«, sagt er. Zu Ryan. Zum Universum.

Ryan wirft den Kopf zurück, gegen die Kopfstütze. Dann dreht er ihn zu Avery und sieht ihm in die Augen.

»Es tut mir leid«, sagt er. »Es tut mir echt leid. Ich bin so ein Volltrottel.«

»Ist schon okay. Wir sind noch nicht an dem Punkt, von dem es kein Zurück mehr gibt.«

Ryan schüttelt den Kopf. »Ja, schon, aber beinahe hätte ich uns so weit gebracht, oder?« Sein Handy summt, er zieht es aus der Tasche. Beim Blick auf das Display fängt er an zu lachen und zeigt es Avery – eine SMS von Alicia.

Du reitest euch in die Scheiße, Alter. Sei nicht so ein Volltrottel.

»Wie's aussieht, mag sie dich«, sagt Ryan.

»Ich sie auch«, sagt Avery. »Die ganze Bande.«

»Sogar Dez?«

»Achtzig Prozent.«

Ryan nickt. »Kommt hin. Und wo stand ich auf der Skala, vor zwei Minuten?«

»Vierzig Prozent? Siebenunddreißig?«

»Was machen wir da am besten? Ich will wieder hoch in die Neunziger.«

Worauf hast du Lust?

Ich weiß nicht – worauf hast du denn Lust?

Diesmal antwortet Avery.

»Fahren wir zu deiner Tante«, sagt er. »Ich will noch mal mit dem Boot auf den Fluss.«

Ryan hat nichts vergessen. Und mit Sicherheit nichts vergeben. Aber er hat sich an etwas erinnert: Für ihn ist es nur noch ein Jahr. Skylar und seine Freunde werden nie von hier weggehen. Ryan schon. Und wenn es auf so einfache Art und Weise ist, wie sich mit einem pinkhaarigen Jungen davonzustehlen.

Harry kann es nicht mehr einhalten. Es geht einfach nicht mehr. Sein Körper entscheidet für ihn, und dann – genau hier, vor allen anderen, macht er sich in die Hose. Einmal angefangen, ist es kaum mehr zu stoppen. Starr vor Schreck spürt er die Nässe in seiner Unterhose. Vorn an seiner Jeans.

Craig spürt, wie Harry sich verspannt, weiß aber nicht, was vor sich geht. So wie sie dastehen, kann keiner von beiden richtig nach unten sehen. Harry malt ein S, dann ein O, R, R und ein Y auf Craigs Rücken. Craig antwortet mit einem Fragezeichen. Darauf kommt von Harry ein P, und Craig zuckt nicht angewidert zusammen, sondern lacht leise auf.

Smita bemerkt es, als Einzige. Sie geht zu den beiden hin und verstellt den Ventilator so, dass er mehr nach unten pustet, direkt auf Harrys Hose.

Noch eine Stunde. Das wünschen sie sich mit aller Macht. Und dann ist es soweit: nur noch eine Stunde.

Die Sonne rutscht am Himmel herab und nimmt ein bisschen von der Tageswärme mit sich. Die örtlichen Radiosender übertragen ihre Berichte an die landesweiten Nachrichten. Heute wird in den spätabendlichen Talkshows von zwei sich küssenden Jungs die Rede sein. Bedienfelder von Radios werden aufleuchten. Die Erzkonservativen von Fox News werden es erst totschweigen und dann in Bausch und Bogen verdammen. Wo immer er sich aufhält, wird Craigs Vater dafür sorgen, dass Fernseher und Radio aus bleiben, kein Computer Anschluss an die große weite Welt hat.

Seine beiden anderen Söhne sollen nichts davon sehen.

Harry will kein Wasser und auch keine Energydrinks mehr. Infolgedessen wird ihm schwindlig. So unglaublich es klingen mag, mitunter weiß er kaum noch, wo er ist. Er schlägt sich auf die Brust, um wach zu bleiben.

Cooper fährt auf eine große Brücke zu, die über einen großen Fluss zu einer großen Stadt führt. In unseren Jugendjahren haben wir uns eine solche Szene immer als Vorspann zu unserem neuen Leben ausgemalt – selbst die von uns, die aus der Großstadt stammten. Ob wir selbst am Steuer saßen oder auf der Rückbank eines gelben Taxis: Die Stadt breitete sich mit ihren unermesslichen Wundern vor uns aus, jedes Fenster glitzerte einladend, und die Wolkenkratzer deuteten wie Pfeile in die Höhen, die wir womöglich erreichen mochten. Für die meisten von uns lief es dann doch nicht so reibungslos, doch der Kitzel dieses Vorspanns trug uns weiter durch die schwereren Zeiten, festigte unseren Glauben an eine Stadt, die allzu häufig nicht an uns zu glauben schien. Noch als wir im Sterben lagen, erinnerten wir uns an jenen ersten Anblick oder daran, wie wir ihn uns ausgemalt hatten, manchmal verschmolz auch beides – Erinnerung und Traum – zu einer einzigen Wirklichkeit, die lange her zu sein schien, aber dennoch einen Besuch wert war.

Während Cooper sich der großen Stadt nähert, beschleicht uns wieder ein wenig von jener Aufregung, sehen wir wieder, welche Fluchtwege wir genommen und welche Ziellinie wir überquert haben – hinter der uns unzählige weitere Ziellinien erwarteten.

Wir beobachten Coopers Auto in der Scheinwerferparade. So viele Autos. So viele Pilger. Doch Coopers Auto bricht aus. Seine Scheinwerfer wechseln die Richtung. Er verlässt die Mautspur, fädelt sich auf die innerstädtischen Straßen ein. Direkt unter der Brücke, nahe bei der Stelle, wo sie den festen Boden hinter sich lässt und freie Luft überspannt, hält er an. Stellt den Motor ab. Steigt aus.

Dass er hier nicht parken darf, ist ihm egal. Auf dem Schild vor ihm steht groß und deutlich ABSOLUTES HAL-

TEVERBOT. Er wirft die Autotür ins Schloss, schließt aber nicht ab. Dann macht er sich ohne einen Blick zurück an den Aufstieg zur Brücke. Wir spähen in den Wagen und sehen Coopers Portemonnaie auf dem Beifahrersitz. Das Aufladekabel fürs Handy. Ein paar Quittungen und Münzen. Er hat alles liegen gelassen, bis auf sein Handy, das hat er dabei.

Unsere erste Reaktion: *Lass dein Portemonnaie nicht in einem offenen Wagen liegen.*

Dann nehmen wir Abstand. Wir müssen Abstand nehmen. Dürfen nicht länger über die Stadt nachdenken, uns an sie erinnern. Wir müssen uns konzentrieren. Bis zu diesem Moment war noch Spielraum – daran zu glauben, dass er in eine andere Richtung wollte. Aber jetzt gibt es nur noch eine Richtung.

Wir schreien ihn an, schreien ihm hinterher. Wir haben keine Stimmen mehr, brüllen aber trotzdem aus Leibeskräften. Wir rotten uns zu einem abgewrackten Chor zusammen und hören gequält das Nichts, das aus unseren Mündern dringt. Wir wollen ihn aufhalten, und er geht einfach durch uns durch. Wir wollen auf seinen Wagen hämmern, Alarm schlagen, aber wir können nichts tun.

Autos fahren vorbei. Für sie ist er nur irgendein Halbwüchsiger. Auf einem Spaziergang. Über die Brücke. Sie sehen, dass er etwas in den Fluss wirft. Begreifen nicht, dass es sein Handy ist.

Wir würden es gern auffangen. Können es nicht.

Er spürt das Geländer unter seinen Händen. Nein. Das Geländer ist unter seinen Händen, aber eigentlich spürt er es nicht. Er steuert auf die Mitte der Brücke zu. Noch ungefähr zwei Minuten, dann ist er da. Vielleicht drei. Er hat es nicht eilig. Er blickt auf das dunkle Wasser, das tief unter ihm wogt.

Er kann seine Mutter nicht sehen, die im Schlafzimmer weint. Ganz gleich, was sein Vater sagt, sie gibt ihr Handy nicht aus der Hand.

Wir heulen ihn an. Betteln ihn an. Flehen ihn an. Schreien ihn an. Werfen ihm Erklärungen an den Kopf. Unser Leben war kurz, und wir hätten es nie und nimmer noch kürzer haben wollen. Manchmal stellt sich der richtige Blickwinkel viel zu spät ein. Du kannst dir nicht trauen. Du glaubst, du könntest es, aber das stimmt nicht. Nicht weil du selbstsüchtig wärst. Du kannst nicht irgendjemand anderem zuliebe leben. So sehr du es vielleicht möchtest, du kannst nicht am Leben bleiben, nur weil andere es gern so hätten. Nicht für deine Eltern. Nicht für deine Freunde. Du bist nicht dafür verantwortlich, ihretwegen am Leben zu bleiben. Verantwortlich bist du einzig und allein für dich selbst.

Aber ich bin tot, würde er darauf antworten. *Ich bin doch schon tot.*

Nein, halten wir dagegen. *Nein, bist du nicht.* Wir wissen, wie es ist, in der Gegenwart lebendig und in der Zukunft tot zu sein. Aber bei dir ist es das Gegenteil. Dein künftiges Ich ist noch am Leben. Du trägst Verantwortung dafür, für jemanden, den du vielleicht noch gar nicht kennst und begreifst. Bis du stirbst, trägt dein künftiges Ich ebenso viel Leben in sich wie du.

Wir können es sehen, dieses künftige Ich, auch wenn du es nicht siehst. Wir sehen ihn, Cooper. Er besteht nicht nur aus deiner gegenwärtigen Seele, sondern aus all unseren Seelen, all unseren Möglichkeiten, all unserem Sterben. Er ist das Gegenteil dessen, was uns ausgelöscht hat.

Du bist nicht wertlos, rufen wir Cooper zu. Du kannst dein Leben nicht einfach wegwerfen.

Du denkst, es hat alles keinen Sinn.

Du denkst, du wirst nie einen Platz finden.

Du denkst, du wirst nie etwas anderes empfinden als Schmerz. Du denkst, nichts sonst wird je auch nur annähernd so stark sein wie dieser Schmerz.

Dessen bist du dir sicher.

In dieser Minute – der wichtigsten deines Lebens – bist du dir sicher, dass du sterben musst.

Du siehst keine andere Möglichkeit.

Wach auf, rufen wir.

Hör auf uns. Wir fordern vergebens, dass du auf uns hörst. Wir haben Blut geschissen, unsere Haut war voller

Risse und Schrunden. Uns wucherten Pilze im Hals und unter den Fingernägeln. Wir konnten nicht mehr sehen, nicht mehr sprechen, nicht mehr selbständig essen. Wir husteten unser Inneres in Fetzen heraus und hatten das Gefühl, unser Blut verwandle sich in Magma. Wir konnten keinen Muskel mehr rühren, waren zum Schluss nur noch Haut und Knochen. Wir waren nicht mehr wiederzuerkennen, zusammengeschrumpft und am Ende. Unsere Lover mussten uns beim Sterben zusehen. Unsere Freunde mussten mit ansehen, wie die Krankenschwester uns den Katheter wechselte, mussten versuchen, dieses Bild zu verdrängen, als sie uns in den Sarg legten und in den Boden versenkten. Wir werden nie wieder unsere Mütter küssen. Wir werden nie wieder unsere Väter sehen. Wir werden nie wieder Luft holen können. Wir werden nie wieder den Klang unserer Stimmen hören. Wir werden nie wieder Schnee oder Sand spüren oder an einem Gespräch teilhaben. Uns wurde alles genommen, und es fehlt uns. Alles. Auch wenn du es jetzt nicht so empfinden kannst, dir steht das alles offen.

Cooper hat es nicht mehr weit bis zur Mitte der Brücke. Autos ziehen in stetem Rhythmus an ihm vorbei; jeder Lastwagen lässt die Brücke erzittern, wirbelt einen Luftschwall beiseite. Das spürt Cooper. Er hat sich mit seinem Entschluss abgeschottet, aber er ist immer noch in der Welt.

Die letzte Minute.

Die letzten dreißig Sekunden.

Bei uns war das Ende nie so präzise.

Wir möchten die Augen schließen. Warum können wir es nicht? Wir, die wir nur träumten und liebten und vögelten – warum sind wir hierher verbannt worden, warum hat die Welt hierfür noch immer keine Lösung gefunden? Warum müssen wir zusehen, wie Cooper zu dem Geländer geht? Warum müssen wir zusehen, wenn ein Zwölfjähriger sich eine Waffe an den Kopf hält und abdrückt? Warum müssen wir zusehen, wie ein Vierzehnjähriger sich in der Garage erhängt und zwei Stunden später von seiner Großmutter gefunden wird? Warum müssen wir zusehen, wie ein Neunzehnjähriger am Rand eines leeren Highways aufgeknüpft und dem Tod überlassen wird? Warum müssen wir zusehen, wie ein Dreizehnjähriger sich mit Pillen vollstopft und dann eine Plastiktüte über den Kopf zieht? Warum müssen wir zusehen, wie er sich erbricht und schließlich erstickt?

Warum müssen wir immer wieder sterben?

Cooper stemmt sich hoch. Und hier sind wir, Tausende von uns, brüllen Nein, lass das, schreien auf und bilden mit unseren Körpern ein Netz, versuchen uns zwischen ihn und das Wasser zu stellen, obwohl wir wissen – immer wissen –, dass er, ganz gleich wie dicht unser Netz ist, ganz gleich wie sehr wir uns anstrengen, trotzdem hindurchfallen wird.

Wir sterben immer wieder.

Immer und immer wieder.

Cooper schwingt sich auf das Geländer und wird von der Seite gerammt. Ehe er weiß, wie ihm geschieht, ehe wir wissen, was ihm geschieht, ist er wieder auf festem Boden, festgenagelt. Er schreit auf, aber der Schrei findet keine Beachtung. Ein Fahrer, der sieht, was da abläuft, kommt mit quietschenden Bremsen zum Stehen, um ein Haar fährt sein Hintermann ihm hintendrauf. Cooper wehrt sich wie wild, er will wieder hoch, doch der Mann über ihm befiehlt ihm, sich nicht zu rühren, stillzuhalten, am Platz zu bleiben. Der Mann hält Cooper fest, gibt keinen Millimeter nach. Sie mustern sich gegenseitig. Cooper sieht eine Uniform, ein Dienstabzeichen – ein Verkehrspolizist. Der Bulle sieht Cooper und sagt: »Herrgott, du bist ja noch ein halbes Kind.«

Weitere Leute kommen herbeigerannt, fragen, was los ist und ob der Bulle Hilfe braucht. Cooper fängt an zu zittern, alle Gefühle brechen auf einen Schlag aus ihm heraus. Wut und Trauer, weil er aufgehalten worden ist. Demütigung. Selbsthass – nicht mal das hat er hingekriegt. Und irgendwo darin ein zartes Stimmchen der Erleichterung.

Der Bulle hat noch immer das Portemonnaie in der

Hand, das er im Wagen gefunden hat. Ohne Cooper aus dem Griff zu lassen, reicht er es an die besorgt blickende Frau neben ihm weiter und bittet sie, ihm zu sagen, wie der Junge heißt. Als sie den Namen vorgelesen hat, gibt der Bulle Cooper ein Stück weit frei und dreht ihn um, damit er ihm in die Augen sehen kann.

»Es fühlt sich vielleicht nicht so an«, sagt der Bulle, »aber heute ist dein Glückstag, Cooper.«

Es bringt weder den Zwölfjährigen zurück, der sich eine Waffe an den Kopf gesetzt hat, noch den Vierzehnjährigen, der sich erhängt hat. Es bringt weder den Neunzehnjährigen zurück, der am Rand eines leeren Highways aufgeknüpft und dem Tod überlassen wurde, noch den Dreizehnjährigen, der sich mit Pillen vollgestopft hat. Es bringt keinen von uns zurück.

Aber Cooper, Cooper bringt es zurück.

Weniger als eine Autostunde entfernt bricht die letzte Stunde für Craig und Harry an, mit Neil und Peter als Zuschauern in der Menge.

Craig fühlt sich seltsam wach und ungeheuer lebendig. Ihm tun sämtliche Muskeln weh, ihm schwirrt der Kopf, und es riecht nach Schweiß und Pisse, aber nach diesen einunddreißig Stunden kann er sich nicht vorstellen, dass er oder Harry das Handtuch werfen, bevor sie zweiunddreißig Stunden, zwölf Minuten und zehn Sekunden geschafft haben. Er gestattet sich sogar einen ausgiebigen Blick auf die Menge, winkt den Jubelnden und den versammelten Kameras zu.

Harry dagegen hat das Gefühl, dass sein Körper ihn jeden Moment im Stich lassen wird. Dass er das hier keine Minute länger aushalten kann. Auf eine verdrehte Art und Weise wissen wir, wie es ihm geht. Als unsere Körper uns im Stich ließen, kam es uns oft so vor, als vergingen Jahrhunderte zwischen zwei Atemzügen. Und der Schlaf war im Nu vorbei, hinterließ uns erschöpfter denn je.

Er hat seine Beine ausgeschüttelt und bewegt. Hat die kleinen Übungen ausgeführt, die sie sich überlegt hatten. Aber jetzt ist Schluss. Er kann nicht mehr. Unvorstellbar, all die Menschen hier, seine Eltern und vor allem Craig zu enttäuschen. Aber weitere sechsundfünfzig Minuten durchzuhalten, ist noch unvorstellbarer. Er überlegt, wie er es Craig beibringen soll. Wie er ihn um Vergebung bitten kann, bevor er aufgibt. Er braucht eine Pause. Er braucht irgendwas.

In seiner Verzweiflung schlingt er die Arme um Craig,

zieht ihn näher zu sich, ganz eng an sich heran. Craig tut es ihm nach. Erst ist es nur eine Umarmung. Dann drücken sie zu. Fester und fester. Mit letzter Kraft.

Und die spendet neue Kraft. Er steht immer noch aufrecht. Er hält stand. Er lässt nicht los. Keiner von beiden lässt los. Sie steigern die Intensität. Wie beim Sprint am Ende eines Marathonlaufs. Trotz der Erschöpfung muss es durchgezogen werden.

Die Menge jubelt lauter. Nur die Menschen in der vordersten Reihe reagieren anders. Tariq ist den Tränen nahe, weil er sieht, wie sehr seine Freunde leiden und kämpfen. Mr und Mrs Ramirez müssen gegen den Instinkt ankämpfen, Harry vor Gefahr zu bewahren, vor Schmerzen zu schützen. Smita sorgt sich, was wohl passiert, wenn sie es nicht schaffen, wie sie mit einem solchen Scheitern umgehen. Klar, es wird heißen, Wahnsinn, dass sie so lange durchgehalten haben. Aber es ist und bleibt ein Scheitern.

Harry muss keine Buchstaben auf Craigs Rücken malen – Craig weiß auch so, dass er ihn in der verbleibenden Zeit sehr, sehr fest halten muss. So ist es eben jetzt. Also hält Craig ihn fest. Und bemüht sich zugleich, alles in sich aufzunehmen, was auf ihn einstürmt, was er sieht, spürt, hört. So etwas wie das hier wird er nie wieder erleben, und er will sich daran erinnern können. Und so etwas wie das hier werden auch er und Harry nie wieder erleben – er versucht, diese Tatsache mit seiner Liebe zu Harry in Zusammenhang zu setzen. Jetzt, da sie das hier gemeinsam durchgestanden haben, wäre es naheliegend, irgendwann einen neuen Versuch starten zu wollen. Halb und halb *will* Craig auch einen neuen Versuch starten, um herauszufinden, ob sich etwas von dieser Intensität in ihr Alltagsleben übertragen lässt. Andererseits denkt er daran, was Harry bei ihrer Trennung zu ihm gesagt hat, dass sie trotzdem weiter füreinander wichtig sein würden, und das war das wirklich Wichtige. Craig hat es damals nicht hören wollen, und er kann auch jetzt auf eine Wiederholung verzichten. Andererseits weiß er, dass es stimmt.

Damit ist er wieder bei der Frage, warum er bei diesem Irrsinn mitgemacht hat. Durch die Kamerateams weiß er, dass die Story sich verbreiten wird; hoffentlich, denkt er, fürchten sich die Leute dann ein bisschen weniger vor zwei küssenden Jungs als vorher, und freunden sich ein bisschen mehr mit der Idee an, dass tatsächlich alle Menschen gleich geboren werden, egal wen sie küssen oder vögeln, egal welche Träume sie haben oder welche Liebe sie zu geben haben. Soviel dazu. Aber das ist kein persönlicher Grund. Was ist sein persönlicher Grund? Wenn es nicht darum geht, wieder mit Harry zusammenzukommen oder seiner Familie zu zeigen, wer er ist, und sich von ihr bejubeln zu lassen?

Als Craig all diese Menschen aus seiner Gleichung ausgeschlossen hat, bleibt eine einzige Variable übrig: er selbst. Er tut das hier für sich selbst, das wird ihm nun klar. Nicht für Ehre und Ruhm. Nicht, um sich beliebt zu machen. Nicht mal, um bewundert zu werden. Er tut es, weil er sich lebendig fühlt. Wie viele Minuten, Stunden, Tage nehmen wir das Leben als selbstverständlich hin, spüren es weniger, als dass wir uns einfach mitziehen lassen. Aber dann, in Augenblicken wie diesem, ist die Lebendigkeit des Lebens kristallklar, greifbar, über allen Zweifel erhaben. Die ultimative Boje für den Ertrinkenden. Die ewige Rettung.

Zweiundvierzig. Vierunddreißig. Sechsundzwanzig! Die Menge ruft Zahlen im Minutentakt. Sie umschweben Harry wie die Temperatur, aber er muss sich weiter auf den Kuss konzentrieren, muss zusehen, dass Craigs und seine Lippen sich weiter berühren. Wenn Craig loslässt, kippt er selbst um, dessen ist er sich sicher.

Zweiundzwanzig! Neunzehn!

Ein Wagen hält am Rand der George Washington Bridge, und Coopers Eltern stürzen heraus. Sie finden ihren Sohn in einem Sicherheitshäuschen, er sitzt neben einem Verkehrspolizisten, der ihn in Ruhe schweigen lässt. Es sollte nicht so sein, aber sie haben ihn noch nie so sehr geliebt wie in diesem Moment.

Siebzehn! Sechzehn!

Froh und munter paddeln ein blauhaariger und ein pinkhaariger Junge auf einem stillen Fluss und geben sich mit ihren Worten selbst ein Ständchen. Sie haben ihren Ort gefunden. Und werden noch oft hierherkommen.

Dreizehn! Zwölf!

Wir wären gern für euch dagewesen. Wir selbst hatten nicht viele Vorbilder – wir hängten uns an die törichte Liebe von Oscar Wilde und an die kundig in Verse gebrachten Sehnsüchte von Walt Whitman, weil es sonst niemanden gab, der uns einen Weg ohne Qualen gewiesen hätte. Wir hätten eure Vorbilder sein sollen. Hätten Kunst und Musik, Vertrauen und Schutz und eine um Längen bessere Welt an euch weitergeben sollen. Die Überlebenden haben sich das zur Aufgabe gemacht. Aber wir waren nicht für euch da. Wir waren hier. Haben zugesehen, wie ihr selbst zu Vorbildern werdet.

Zehn! Neun!

Neil und Peter rufen die Zahlen im Chor mit. Sie halten sich bei der Hand, es kommt ihnen vor, als seien sie Zeugen von etwas Epochalem, das wirklich etwas verändert. So weit wird es nicht kommen, aber dieses Gefühl, dieser Geist wird in allen, die jetzt hier sind und zusehen, weiterleben. Dieser Geist wird etwas verändern.

Acht! Sieben! Sechs!

Ein Blick sagt Tariq, dass fast eine halbe Million Menschen rund um den Erdball hier zusehen. Dann wendet er sich vom Computer ab und dem Leben zu.

Fünf! Vier!

Wir schaffen es, denkt Harry.

Drei! Zwei!

Ich bin am Leben, denkt Craig.

Eins.

Wir sehen euch zu, aber wir können nicht eingreifen. Wir haben unser Teil getan. So wie ihr euer Teil tut, ob ihr es wisst oder nicht, drauf anlegt oder nicht, wollt oder nicht.

Überlegt euch gut, was ihr tut.

Es wird eine Zeit kommen – vielleicht schon um die Zeit, da ihr das hier lest –, in der die Menschen nicht mehr auf Facebook sind. Es wird eine Zeit kommen, in der die Stars eurer liebsten Teenie-Serie sechzig sind. Eine Zeit, in der euch die gleichen unveräußerlichen Rechte zustehen wie eurem heterosexuellsten Freund. (Vermutlich bevor auch nur einer der Stars eurer liebsten Teenie-Serie sechzig wird.) Eine Zeit, in der Schwulenbälle kein Extra-Ding mehr sein müssen. Eine Zeit, in der ihr beim Anblick von Jüngeren denkt, dass er oder sie euch mit ihrem Wissen übertrumpfen werden. Eine Zeit, in der ihr fürchtet, vergessen zu werden. Eine Zeit, in der die frohe Botschaft neu geschrieben wird.

Wenn ihr es geschickt anstellt, wird die kommende Generation über sehr viel mehr verfügen als ihr.

Cooper bleibt am Leben, in Erwartung seines künftigen Ichs.

Ihr alle sollt am Leben bleiben, in Erwartung eures künftigen Ichs.

Wir haben unsere Freunde sterben sehen. Und überleben. Wie viele von ihnen sind noch am Leben, und wir stoßen oft darauf an, auf ihr langes und erfülltes Leben. Sie halten uns in Gang.

Plötzlich und unerwartet. Schließlich und endlich.

Und dazwischen: das Leben.

Staub ist nicht der Anfang, Staub ist nicht das Ende. Wir sind mehr als Staub.

Mehr fordern wir nicht von euch. Seid mehr als Staub.

NACHWORT UND DANKSAGUNG DES AUTORS

Am 18. September 2010 küssten sich die College-Studenten Matty Daley und Bobby Canciello zweiunddreißig Stunden, dreißig Minuten und siebenundvierzig Sekunden lang (noch länger als die Protagonisten in diesem Buch) und brachen damit den Guinness-Weltrekord für den längsten Dauerkuss. Wie viele andere hat auch mich diese Aktion beflügelt. Meine Protagonisten weisen zwar keinerlei Ähnlichkeiten mit Matty und Bobby auf, aber was sie da vollbracht haben, hat wiederum mich dazu gebracht, diese Geschichte zu schreiben. Vielen Dank an Matty, der mir von seinen Erfahrungen vor Ort berichtet und mich auch weiter inspiriert hat.

Am 22. September 2010, vier Tage nach Mattys und Bobbys Kuss, sprang ein College-Student namens Tyler Clementi von der George Washington Bridge in den Tod. Sein College war ungefähr eine halbe Autostunde von Mattys und Bobbys Wohnort entfernt. Ein Zufall, der mit Sicherheit nicht ohne Einfluss auf diesen Roman blieb, aber damit das klar ist: Abgesehen von der Brücke hat das vorliegende Buch nichts, aber auch gar nichts mit dem zu tun, was mit Tyler Clementi geschehen ist. Das ist einzig und allein seine Geschichte, und ich maße mir nicht an, zu wissen, wie sie lautet.

Irgendwann im Lauf des Jahres 2008 bat mich Michael Cart um einen Beitrag zu einer Anthologie, in der es um die aktuelle Befindlichkeit von Lesben, Schwulen, Bisexuellen und Transsexuellen ging, und nach meiner Zusage (die so was von klar war – für Michael Cart würde ich praktisch alles schreiben) dämmerte mir, worauf ich mich da eigentlich eingelassen hatte. Letztlich entschied ich mich für eine Story über die Generation der Schwulen vor mir und ihren Blick auf die Generation der Schwulen nach mir. (Meine Schwulen-»Generation« ist extrem verkürzt – ich bin in den fünf, sechs Jahren zwischen dem Höhepunkt der AIDS-Seuche und dem Anbruch der Internet-Ära groß geworden, Ersteres definiert die Generation vor, Letzteres die Generation nach mir.) Die Stimmlage dieses Buchs und seine ersten Seiten nahmen mit dieser Geschichte ihren Anfang, die Anthologie bekam schließlich den Titel *How Beautiful the Ordinary* verpasst. Ohne Michaels Anfrage zu der Geschichte gäbe es diesen Roman nicht. Er hat für meine Texte über all die Jahre immer ein mehr als gutes Wort eingelegt, und das vorliegende Buch ist ein weiterer Grund, ihm meinen Dank dafür auszusprechen.

Während meiner Collegezeit in den 1990er Jahren ist mein Onkel Bobby dem AIDS-Tod um Haaresbreite von der Schippe gesprungen. Zwanzig Jahre danach sehe ich, wenn ich mit meinen besten Freunden auf dem Broadway stehe, einen durchgestylten Mann, der breit lächelnd auf seinem Segway zur Arbeit düst, und höre einen aus meiner Runde sagen: »Hey, das ist Onkel Bobby!« Bobby hat seine Geschichte zum Teil schon verewigt – auf Google findet man ihn unter Robert Levithan, nicht unter Bobby – und wird zweifellos alsbald noch sehr viel mehr schreiben, worauf ich mich schon jetzt sehr freue.

Am 12. November 2010 heiratete mein bester Freund Billy Merrell seinen mit ihm bis dahin offiziell nur »verpartnerten« Lebensgefährten Nico Medina im District of Columbia. Nach der Trauung begab sich die Hochzeitsgesellschaft ins Smithsonian Museum und sah sich HIDE/SEEK an, die erste Ausstellung in der Geschichte des Smithsonian für Schwule, Lesben, Bi- und Transsexuelle. Zu den ausgestellten Gemälden gehörte auch *We Two Boys Together Clinging* von David Hockney – ein Zitat von Walt Whitman, wie ich der Beschriftung neben dem Bild entnahm. Ich musste sofort an Mattys und Bobbys Kuss denken – es brannte sich mir als »We Two Boys Kissing« ins Gedächtnis ein und wurde dann die Anregung zum Titel dieses Buchs. Eine nicht ganz korrekte Erinnerung an Whitman, gefiltert durch Hockney, einen Hochzeitsempfang und einen zweiunddreißig Stunden langen Kuss … Man fragt mich oft, wo ich meine Ideen herhole, und damit habe ich meiner Meinung nach eine ziemlich plausible Antwort geliefert.

2012, mitten unter der Arbeit an diesem Buch, las ich es erstmals jemandem vor, obwohl es noch in der Mache war. Der Jemand war Joel Pavelski, und die Lesungen fanden an vielen schönen und öffentlich zugänglichen Orten in New York City statt, die letzte allerdings an der Westküste mit Ausblick auf den Pazifik. Danke fürs Zuhören, Joel. Und danke auch an Nick Eliopulos und David Barrett Graver für ihr gewichtiges Feedback zu dem Buch, das damals noch nicht mehr als ein Manuskript war. Danke an Melina Marchetta, die perfekte Begleitung an dem Abend, an dem ich dringendst mit irgendwem über das Ende sprechen musste; und an Libba Bray dafür, dass sie Libba Bray ist.

Für Nancy Hinkel, meine Lektorin, vollführe ich lieber Freudensprünge als für einen hübschen Jungen in Unterhose ... und das will, wie Stephin Merritt weiß, etwas heißen. Es sind jetzt zehn Jahre – voller Dankbarkeit für sie und das gesamte Team von Random House, u. a. (mit Betonung auf **u. a.**) Lauren Donovan, Isabel Warren-Lynch, Stephen Brown, Adrienne Waintraub, Tracy Lerner und Lisa Nadel. Außerdem bedanke ich mich für die Bemühungen von Bill Clegg, Alicia Gordon, Shaun Dolan und allen Mitarbeitern bei WMEE. Vielen Dank auch an Evan Walsh für das Foto zum Originalcover.

Vor zehn Jahren hätte ich dieses Buch noch nicht schreiben können. Und so gern ich mir das an die Fahne heften würde – ich weiß, dass es nichts mit meiner Schriftstellerkarriere zu tun hat, sondern vielmehr all den Menschen geschuldet ist, mit denen ich in meiner Eigenschaft als Schriftsteller zusammengekommen bin und gesprochen habe. Und mit all dem, dem ich als Leser ausgesetzt war, insbesondere bei Büchern für Jugendliche auf dem Sprung zum Erwachsensein. Was für ein Glück, dass ich einer Schriftstellergemeinde angehöre, die mich ständig dazu motiviert, meinen Schreibvorhaben nachzugehen, ganz egal wie schwierig sie sich gestalten. Ich habe meinesgleichen zum Vorbild und umgekehrt. Das ist schon einigermaßen außergewöhnlich.

Wie immer danke ich meinen Eltern, meiner Familie, meinen Freunden und meinen Lesern.

Und zu guter Letzt all den Vorbildern, denen ich nie begegnet bin.

Weitere Informationen und eine Liste von Büchern, die zur Konzipierung und Ausgestaltung dieses Romans beigetragen haben, finden Interessierte im Internet unter davidlevithan.com/books/two-boys-kissing/

Leseprobe aus

David Levithan
Ryan und Avery
ISBN 978-3-7373-4379-4
Im Buchhandel erhältlich

Schneetag

(Das fünfte Date)

Am Tag von Averys und Ryans fünftem Date schneit es.

Daran ist nichts Besonderes – in den Orten, wo sie leben, schneit es viel. Aber das hier ist der erste Schnee, und der versetzt einen immer ein bisschen ins Staunen. Der Winter steht vor der Tür, kein Zweifel, auch wenn ein paar Blätter sich noch hartnäckig an den Bäumen halten. Die Tage sind schon kürzer geworden, jeder Abend schluckt ein, zwei Minuten Sonnenlicht, doch das fällt nicht so auf wie der plötzliche Übergang zum Schnee.

Würden Avery und Ryan in demselben Ort wohnen, hätte der Schnee keine großen Auswirkungen auf ihr Date. Sie würden sich ein Quäntchen langsamer und achtsamer aufeinander zubewegen, doch sonst liefe alles wie geplant. Nun aber fährt Ryan zu Avery. Theoretisch könnten sie sich auf halbem Weg treffen, aber da ist nichts, und auch in gut achtzig Meilen Umkreis nicht. Ein paar Kinos. Ein paar Diners. Eine Mall, die ihre besten Zeiten hinter sich hat. Ein Supermarkt, in dem man mit Sicherheit mindestens drei Leuten über den Weg läuft, die man bei einem Date nicht sehen will. Da und dort könnte man abhängen, aber ob man das unbedingt will, bei so einem speziellen Anlass? Und um die Zeit ist jedes Date für Avery und Ryan ein spezieller Anlass.

Kennengelernt haben sie sich bei einer queeren Party – der blauhaarige Junge (Ryan) und der pinkhaarige Junge (Avery) entdeckten einander, hatten auf einmal nur noch Musik und Farben im Kopf sowie den unerklärlichen, aber machtvollen Drang, ihre Scheuheit zu überwinden. Weiter ging es in einem Tempo, das weder Ryan noch Avery einschätzen können. Schnell? Langsam? Auf Höchstgeschwindigkeit? Ryan kennt mittlerweile Averys Eltern; umgekehrt ist das nicht der Fall, doch Avery weiß, dass es nichts mit ihm zu tun hat, sondern einzig und allein damit, dass Ryans Eltern es noch nicht so gut verkraften würden, wenn ihr blauhaariger Sohn einen pinkhaarigen Freund (oder überhaupt einen Freund, Haarfarbe egal) mit nach Hause bringt.

Averys Eltern hatten immer Verständnis – schon bevor ihm selbst klarwurde, dass er ein Junge war und die Welt das gefälligst zur Kenntnis nehmen sollte. Als er ihnen dies mitteilte, taten sie es nicht einfach ab oder versuchten, es ihm auszureden. Und als Ryan in Averys Leben auftauchte und Avery ihn seinen Eltern vorstellte, hießen sie ihn mit offenen Armen willkommen. Das überrascht Avery nicht sonderlich, auch wenn es sich immer noch anfühlt, als hätten sie gemeinsam ein neues Kapitel aufgeschlagen, an dem weitergeschrieben wird, und so ganz sicher ist er sich nicht, was sie herauslesen werden. Ryan hingegen ist so viel Akzeptanz fremd. Er weiß nicht, wie er sich gegenüber anderen Eltern verhalten soll, weil seine eigenen vor allem so sehr die Augen verschließen.

Ohne die Wettervorhersage zu checken, schnappt sich Ryan seine Schlüssel und geht aus dem Haus. In der Schule wurde wohl hier und dort etwas von Schnee gemurmelt, aber Ryan hat gelernt, alles Gemurmel in seiner Anwesenheit auszublenden; das meiste davon ist gehässiger und unwichtiger als der Wetterbericht. Als die ersten Flocken auf die Windschutzscheibe treffen, sieht es aus, als fielen kleine, durchsichtige Spinnen mit Glühfäden im Schlepptau vom Himmel. Erst als ihn nur noch zehn Minuten von Averys Haus trennen, muss er die Scheibenwischer anschalten und vom Gas gehen. Die Schneeflocken bevölkern den Himmel, und Ryan muss lächeln bei dem Gedanken, dass die Luft mit einem Mal etwas Festes hervorbringt, wie auf einen sanften Zauberspruch hin.

Vom Gefühl her kennt er die Strecke schon in- und auswendig … doch manchmal leitet das Gefühl einen auch in die Irre. Er könnte Avery anrufen und nach dem Weg fragen, beschließt dann aber, sich lieber auf die Navi-App seines Handys zu verlassen: Avery soll glauben, dass er alles im Gedächtnis hat. (Beim fünften Date muss man sich immer noch beweisen – für das sechste, siebte und achte.)

Avery wartet am Fenster und sieht den Schnee natürlich auch. Er fällt nicht so dicht, dass Averys Vorfreude ins Schlingern gerät und Richtung Sorge abdriftet. Nein, beim Anblick der Flocken kommt ihm kein Gedanke daran, dass Ryan irgendwie in der Klemme stecken könnte oder vielleicht sogar umkehren müsste. Er spürt nur dieses unbändige Staunen angesichts der Welt, die sich langsam wandelt, ist in Bann geschlagen von dem, was da so vielgestaltig vom Himmel herabkommt.

Als Ryans Pick-up auftaucht, wird Averys Herz zum Gegenteil von Schneefall – zu jenem irren, windverwehten Moment, wenn man sieht, dass der Schnee tatsächlich in die Höhe treibt. Schneestieg, das ist Averys Herz, als Ryan in die Zufahrt einbiegt.

Er versucht, sein Herz zu bewachen, aber die Wächter sind

nicht bei der Sache. Er will seine Aufregung im Zaum halten, lässt aber immer wieder die Zügel locker. Es ist gefährlich, jemanden so sehr zu mögen, das weiß er.

Außerdem ist er nervös. Er ist Herr über sein Zimmer, aber nicht über das ganze Haus. Seine Mutter hängt gern Familienfotos auf, und deshalb gibt es jede Menge Bilder von Avery als Kind, bevor alles erkannt und verstanden war. Zu dem Punkt hatte seine Mutter sich glasklar geäußert: Es würde schmerzhafter sein, die Vergangenheit auszulöschen. Besser sei es, Frieden mit ihr zu schließen. Es gebe keinen Grund, sie zu verbergen und das Kind zu verleugnen, das Avery gewesen war. Avery fand das Ganze sehr viel komplizierter, aber da seine Eltern bei allem anderen so cool reagiert hatten, war es wohl nicht fair, von ihnen zu verlangen, alle Bilder von früher abzuhängen. Auf manchen von ihnen sieht Avery sehr glücklich aus. An manchen jener Tage war er es auch gewesen. An anderen eher weniger. Nur Avery hat Zugang zu den Gefühlen, die darunter existierten. Auch als er noch bloß ein Kind war.

Auf keinen Fall kann er seine Eltern jetzt bitten, die Bilder abzuhängen, nur weil Ryan zu Besuch kommt. Es hat keinen Wert, seine Vergangenheit verstecken zu wollen, oder sie Ryan in einem falschen Licht zu präsentieren. Dass Avery ihm die Wahrheit sagen will, gehört zu den Dingen an Ryan, die ihn am meisten erregen und zugleich erschrecken. Das haben sie wechselseitig anerkannt. Kein So-tun-als-Ob. Kein Sich-Verstellen, wenn sie miteinander reden.

Das macht Ryan ebenfalls nervös, aber er ist bereit, es damit aufzunehmen, so wie er bereit ist, hinaus in den Schnee zu treten und durch den Wind zum Haus zu gehen. Auf der Zufahrt sieht er Avery am Fenster, sieht sein pinkes Haar und die Lampe neben ihm, die wie ein Leuchtturm in den Dämmertag hinausstrahlt. Ryan hat einmal die Zeile *Leave a light on for me* gehört und konnte sich kaum einen romantischeren Wunsch vorstellen. Ihm gefiel die Idee, dass der Mensch, in den du dich verliebst, dein Leuchtturmwärter wird, auch wenn das bedeutet, die ganze Nacht aufzubleiben und ins Dunkel hinauszustarren, bis es die Form des geliebten Menschen annimmt und zu dir zurückkehrt.

Ryan schaltet den Motor aus, und im Nu ist die Windschutzscheibe schneebedeckt. Er schaltet die Scheinwerfer aus, und einen Moment lang umgibt ihn das feierliche Schweigen einer ganz und gar natürlichen Welt. Obwohl sein Leuchtturmwärter wartet, bleibt er noch ein paar Sekunden sitzen und lauscht der Schneemusik, dem sachten Geklimper von Schneeflocken auf Glas. Er öffnet die Fahrertür und lässt seinen Turnschuh in die dünne Schneedecke auf der Zufahrt einsinken. Die Kälte setzt sich auf der Stelle an seinen Ohren und Fingern fest. Er rennt über die Stufen hinauf, hinterlässt die ersten Spuren im Schnee. Die Haustür steht schon offen, in ihr steht Avery in einem blauen Pullover und lächelt, als wäre Ryans Eintreffen das größte Geschenk, das sich ein Junge nur wünschen kann.

Sie sehen einander an. Ein wenig Schnee fällt auf Ryans Schulter und bestäubt sein Haar. Er merkt es erst, als er drinnen ist und Avery ihn von dem Schnee befreit – ein Vorwand, um ihn sogleich berühren zu können, ein Willkommen, das sich von Ryans Scheitel über seine Wange bis zum Hals erstreckt.

»Ich bin so was von froh, dass du da bist«, sagt Avery.

»Geht mir genauso«, erwidert Ryan.

Avery ist die letzten Stunden drinnen gewesen und hat keine Ahnung, wie warm das Haus ist. Für Ryan fühlt es sich an, als würden ein paar Schritte weiter Kekse gebacken. Eine Wärme, in die man sich hineinkuscheln möchte.

Aus einem angrenzenden Zimmer sind Schritte zu hören, und Averys Mutter ruft: »Ist er da?« Ryan stampft mit den Schuhen auf die Fußmatte, zieht seine Jacke aus und gibt sie Avery, der sie über einen Türknauf hängt. Da soll sie bleiben, bis sie trocken genug für den Garderobenschrank ist. Averys Mutter kommt aus ihrem Arbeitszimmer, begrüßt Ryan und fragt, wie die Fahrt war. Solches Geplauder vonseiten eines Elternteils ist Ryan nicht gewohnt – sein Vater hätte vielleicht *Fährt der Wagen ordentlich?* gesagt, aber nichts darüber hinaus wissen wollen. Bei Averys Mutter wirkt das Geplauder wie ein Auftakt zu weiteren Unterhaltungen, weiteren Themen.

Sie sagt, Ryan solle seine Sneakers doch bei der Tür stehen lassen, aber aus ihrem Mund klingt es weniger nach einem Befehl als nach der Bitte um einen Gefallen. Ryan tut wie geheißen und macht sich dann Sorgen wegen des Lochs an der Ferse seiner linken Socke. Falls Averys Mutter es bemerkt, sagt sie jedenfalls nicht dazu.

(Ryans Mutter hätte etwas dazu gesagt, und zwar nichts besonders Nettes.)

»Na, ich will euch nicht weiter aufhalten«, sagt Averys Mutter und hält sie im Folgenden noch ein Weilchen auf. »Falls ihr irgendwas braucht, wisst ihr ja, wo ich zu finden bin. In der Küche müssten ein paar Muffins sein, mit Blaubeeren, glaube ich, vielleicht auch ein paar mit Möhren – oder vielleicht auch Kleie. Magst du Kleie, Ryan? Oder Rosinen? Ich glaube, bei denen sind Rosi-«

»Alles klar, Mom«, fällt Avery ihr ins Wort. Es amüsiert Ryan, dass Avery von dem Muffin-Gelaber sichtlich genervt ist.

Averys Mutter lacht und hebt ergeben die Hände.

»Wie gesagt, falls ihr irgendwas braucht, ich bin in meinem Arbeitszimmer.«

Sie wirft Avery einen letzten Blick zu – *Ich hab dich lieb, auch wenn du vor deinem Freund grob zu mir bist* – und verzieht sich.

Ryan tritt von der Tür weg ans Fenster, wo vorher Avery gestanden hat. Der Schnee kommt jetzt mit wilden Böen – Wolken, die sich mitten im Kampf auflösen. Die Zweige der Bäume beginnen sich zu neigen und zu schwanken, wie als Bitte an den Schnee, noch schneller zu fallen.

Ich kann von Glück sagen, dass ich durchgekommen bin, denkt Ryan.

Avery stellt sich hinter ihn und weiß erst nicht wohin mit seinen Händen. Ryan so nah bei sich zu haben – was er sich so lange nur vorgestellt hat … Sanft schiebt er einen Arm unter Ryans Arm, lässt seine Hand über Ryans Brust gleiten. Dann drückt er sich an Ryans Rücken und schaut über seine Schulter gemeinsam mit ihm in den Schnee hinaus.

Keiner von ihnen spricht laut aus, wie schön es ist, aber beide denken es.

Avery spürt, dass Ryan sich kurz verspannt, und begreift dann, warum. Wie alle zwanzig Minuten in den vergangenen zwei Stunden kommt Mrs. Parker von gegenüber aus dem Haus und streut Salz auf den Weg. Mit der gleichen Bewegung verteilt sie im Sommer Samen für die Vögel.

Sie schaut nicht hoch, aber die Vorstellung, sie könnte es tun, macht Ryan angespannt. Dass sie sie beide hier sieht. Den Moment, der ihnen gehört, in ihren Gedanken zu etwas anderem macht.

Avery weiß, dass sie nichts einzuwenden hätte, es vielleicht sogar süß finden würde, den blauhaarigen und den pinkhaarigen Jungen wie ein Tagebuch mit Verschluss umeinander geschlungen zu sehen. Aber das kann Ryan natürlich nicht wissen.

Ryan dreht sich um. Avery lockert seinen Griff. Einer den

anderen im Blick, gehen sie wieder in den Flur, den die Haustür vor dem Draußen abschirmt.

»Du hast mir gefehlt«, sagt Ryan.

Avery beugt sich vor und küsst ihn. Nur einmal, aber voller Sehnsucht.

»Du mir auch.«

Ryan und Avery sprechen täglich miteinander und schicken sich praktisch in jeder wachen Stunde, in der sie das Handy benutzen dürfen, Nachrichten oder unterhalten sich per Videocall. Jeden Abend chatten sie ewig lang, ein fortlaufender Kommentar, der häufig abschweift. Doch nichts davon hilft gegen die Leere, die sie beide empfinden; wenn überhaupt, macht es die Leere noch krasser. Wie Avery es spätabends, lange nach der Zubettgehzeit, einmal zu Ryan sagte: *Was wir da jetzt tun, hat Wassermelonengeschmack. Wenn wir zusammen sind, ist es Wassermelone.* Das hat Ryan damals eingeleuchtet, und nun ist es ihm noch klarer. Avery zu küssen, ist Wassermelone. Seine Arme um ihn zu schlingen, ist Wassermelone. Seinen Gesichtsausdruck beim Reden zu sehen, ist Wassermelone.

»Was willst du machen?«, fragt Avery.

Und Ryan denkt: *Das. Wassermelone.*

Hier, beim fünften Date, kommt eine weitere kostbare Ahnung von einer Wahrheit über die Liebe auf: Irgendwann ist ein Punkt erreicht, an dem es keine Rolle mehr spielt, was man macht, und an dem die Frage, was man machen soll, über lange Zeitspannen hinweg unerheblich wird. Die Antwort schrumpft auf die kürzesten, wichtigsten Worte zusammen.

Du.

Hier.

Wir.

Das.

Alles fügt sich so leicht zu den kurzen Wörtchen *Jetzt* und *Liebe*.

Aber Ryan ist sechzehn. Ihm ist nicht klar, dass all diese kleinen Worte gültige Antworten darstellen, ebenso wie Avery, im gleichen Alter, nicht weiß, dass es in Ordnung ist, keinen Plan zu haben, was sie als Nächstes machen sollen.

Unsicher, wie die Antwort lauten soll, sagt Ryan: »Es ist dein Haus. Du bestimmst, wohin.«

Avery würde am liebsten dableiben und Ryan noch ein paar Minuten länger küssen. Aber es besteht immer das Risiko, dass seiner Mutter eine weitere Geschmacksvariante der Muffins in der Küche einfällt und sie zu ihnen rauskommt, um sie ihnen mitzuteilen.

»Wie wär's mit meinem Zimmer?«, schlägt er vor, wird dann rot und beeilt sich anzufügen: »Nicht weil da ein Bett drin ist, sondern weil es, äh, eben mein Zimmer ist.«

Ryan lächelt. »Klingt gut.«

Das ist die Geographie eines Hauses um fünf Uhr nachmittags bei einem fünften Date:

In einem Zimmer tippt eine Mutter. Hin und wieder hält sie inne und überlegt, was sie da eigentlich tippt, doch ihre Gedanken schweifen selten weiter ab. In der Küche halten der Kühlschrank und die Uhr eine kaum hörbare Unterhaltung in Gang. Die Garage wartet wie ein schlafender Wal; wenn in einer Stunde ein Vater nach Hause kommt, reißt sie das Maul mit einem Getöse auf, das alle im Haus mitbekommen. Das Wohnzimmer wiederum setzt der vordringenden Nacht Lampenlichtkleckse entgegen. Der Eingangsbereich ist voll feuchter Fußabdrücke; ein Paar Sneakers wartet an der Tür. Durch den Flur gehen zwei

Jungen, beide auf Socken, im Gänsemarsch und schenken einander sehr viel mehr Beachtung, als wo sie hintreten, oder was an den Wänden hängt. Vor ihnen wartet ein Schlafzimmer darauf, dass ein Knips am Schalter es zum Leben erweckt. Dahinter hat ein weiteres Schlafzimmer momentan Pause. Im Bad tropft ein Wasserhahn, als wolle er nachmachen, was draußen vom Himmel kommt. Eine Klobrille ist noch hochgeklappt. Drei Zahnbürsten stehen stramm und bleiben stumm – vermutlich lauschen sie auf alles andere, was im Haus vor sich geht.

Und ringsum Schnee. Er bedeckt mittlerweile das Dach. Der Pick-up ist so weiß wie die Zufahrt, auf der er steht. Von oben müsstest du schon genau hinschauen, um noch zu erkennen, dass da ein Haus ist.

Aber du schaust nicht von oben.

Ryan erkundet Averys Zimmer mit wohlwollender Neugier. Die Poster an den Wänden zeigen Künstler, nicht Bands. Die Bücher auf den Regalen haben eine bunt gestreifte Ordnung – blau, rot, blau, grün, rot, grün, gelb, grün und so weiter. Das Bett steht in der Ecke, unter dem einzigen Fenster des Raums.

Ryan geht hin und schaut hinaus. Bald schon wird im fortschreitenden Dunkel der Schnee nicht mehr zu sehen sein, doch jetzt kann man ihm noch folgen und nachspüren. Avery stellt sich neben ihn, und gemeinsam sehen sie die Schneeflocken wie aus einer Buchseite geschüttelte Satzzeichen zur Erde fallen.

Avery setzt sich auf den Boden, mit dem Rücken ans Bett gelehnt. Ryan setzt sich so dicht neben ihn, dass ihre Beine sich berühren und ihre Arme übereinanderliegen. Schon komisch, wie das läuft, denkt Avery. Wenn dich jemand anstarrt, hast du das Gefühl, dass dein Körper alle seine Mängel förmlich herausschreit. Aber wenn jemand neben dir sitzt und für dich so viel Körper ist wie du für ihn, dann entspannt sich die Lage, wertet sich auf. Ryans Haut zu spüren und zu wissen, dass Ryan genau in diesem Moment auch seine Haut spürt. Zu wissen, dass sie zwei verschiedene Wesen sind, aber die Empfindung ist womöglich die gleiche, so wie Atem und Herzschlag das Gleiche sind. Avery versenkt sich darin. Spürt ihr nach.

»Und, wie war dein Tag so?«, fragt Ryan. Ein Weilchen reden sie über die Schule, über Freunde und die ersten Schneeflocken am Himmel. Auch das gehört zu dem, was sie nötig haben – wie alle anderen zu sein, sich gemächlich zurückzulehnen und zu berichten, was seit ihrem letzten Gespräch passiert ist. Keine großen Offenbarungen: Das Aufregendste an ihrem Tag war das Warten, das kitzlige Gefühl beim Gedanken daran, einander alles mitzuteilen.

»Ist das ein Jahrbuch?«, fragt Ryan und will etwas von ganz unten aus Averys Bücherregal ziehen.

»Nein!«, sagt Avery. »Lass das!«

Ryan greift zum Spaß erst recht danach. Avery stürzt sich halb zum Spaß wie ein Wilder auf ihn. Ryan gibt kampflos auf und legt sich flach auf den Boden. Avery drückt ihn trotzdem nieder.

An dem Punkt kann es von Verspieltheit zu etwas anderem umschlagen. Kann Hitze an die Stelle von Wärme treten. Doch weder Ryan noch Avery wollen das – nicht jetzt, noch nicht, nicht so früh bei ihrem Date. Deswegen bleiben sie bei verspielt – Avery beugt sich zu einem Kuss herunter und schnellt wieder hoch, kurz bevor ihre Lippen sich berühren. Gelächter. Dann ein richtiger Kuss, dem Ryan sich entgegenreckt.

Avery lockert seinen Griff. Sie küssen sich noch ein bisschen weiter, im Unterhaltungsmodus. Ryan streckt den Arm aus, als wolle er Avery durchs Haar wuscheln oder den Schwung seiner

Schulter nachzeichnen. Doch es ist nur ein Täuschungsmanöver – Ryans Arm reicht gerade eben bis zum Bücherregal, seine Finger ziehen das Jahrbuch heraus.

Avery stöhnt auf, unternimmt aber nichts dagegen. Nicht einmal dann, als Ryan sich hinsetzt und das Buch durchblättert. Es ist vom letzten Jahr, und als Zehntklässler hat Avery damals auf den Seiten keinen großen Eindruck hinterlassen.

Avery sieht Ryan beim Blättern zu und entdeckt dabei kleine, bisher unentdeckte Dinge – die Stellen, an denen Ryans blaues Haar wieder ausbleicht, die Muttermale in der Form des Kleinen Wagens auf seinem Arm. Ryan stellt ein paar Fragen zu ein paar Leuten auf den Fotos, und Avery antwortet, soweit er kann – die Schule ist zu groß, um alle zu kennen, und außerdem verspürt er auch keinen großen Drang, alle zu kennen. Er hat seine kleine Freundesschar und die Leute von der Theater-AG, mit denen er den Großteil seiner Zeit verbringt.

Schließlich schlägt Ryan die Seite mit dem Foto von Avery in der Zehnten auf – eins von vielen Mosaiksteinchen briefmarkenkleiner Missmutiger, die der Schulfotograf in ihre Rahmen gezwungen hat. Das Foto ist zu winzig, als dass Avery es hassen könnte, obwohl die abgebildete Person sich für ihn schon anfühlt wie eine Haut, die er abgestreift hat.

»Nette Frisur«, sagt Ryan neckisch, ohne gehässigen Unterton.

»Ich hab halt experimentiert!«

»Womit?«

»Mit miesen Frisuren!«

Es ist ein Schwarzweißfoto (erst ab der Elften kriegt man Farbe), darum sieht man das erbärmliche Orange nicht, das Avery anlässlich des Fototags ausprobiert hat – es sah aus wie Marmelade, ihm hingegen hatte ein Halloween-Kürbis vorgeschwebt. Von da bis zu Pink war es nicht mehr lange hin.

»Ich hatte die Haare mal schulterlang«, gesteht Ryan. »Da war ich zwölf oder dreizehn und dachte, das würde mich zu einem knallharten Typen machen. Wenn es gegangen wäre, hätte ich mir damals vermutlich auch noch einen Bart wachsen lassen. Im Rückblick weiß ich, dass es eine Tarnung war – und nicht mal eine gute. Meine Mutter hat mich eines Tages erwischt, wie ich die Haare über die Schulter warf, als wäre ich ein Supermodel, und fragte mich geradeheraus: ›Warum tust du das?‹ Und ich dachte: *Oh, tja.* Beim nächsten Termin beim Friseur musste sie gar nicht erst was sagen. Ich erklärte ihm, er solle sie abschneiden, und er forderte die restlichen Typen in dem Laden zu einer Runde Applaus auf.«

»Fehlen sie dir?«, fragt Avery.

Ryan schnaubt. »Kein bisschen. Es wurde echt eklig, das Fett hätte ich auswringen und in Flaschen abfüllen können.«

Avery kratzt sich instinktiv am Kopf. Ryan bemerkt es und lächelt.

»Sorry«, fährt er fort. »Wahrscheinlich wollte ich damit sagen, dass wir alle eine Vergangenheit mit miesen Haarschnitten haben. Oder miesen Nicht-Haarschnitten.«

In dem Moment reißt die Garage das Maul auf und lässt ihren Ruf durchs Haus ertönen. Avery schaut auf die Uhr – normalerweise kommt sein Vater erst etwas später nach Hause.

»Wahrscheinlich haben sie wegen dem Schnee alle nach Hause geschickt«, sagt er zu Ryan als Antwort auf den Lärm. »Langsam wird's da draußen wohl ziemlich ungemütlich.«

Wenn es so schlimm steht, dass Averys Vater vorzeitig nach Hause kommt, sollte Ryan vermutlich auf der Stelle los. Doch er beschließt, dass ihm nicht danach ist.

(Avery kommt es überhaupt nicht in den Sinn, dass Ryan vielleicht früher aufbrechen müsste.)

»Jungs!«, ruft Averys Mutter. »Noch eine halbe Stunde bis zum Abendessen!«

Avery hatte nicht geplant, mit Ryan und seinen Eltern zu Abend zu essen. Er dachte, sie würden irgendwohin gehen, und wenn es bloß Burger King wäre. Er steht auf, schaut erneut durchs Fenster und – ja, ganz klar, heute wird zu Hause gegessen. Die Straße steht auf der Schneeräumliste nicht an oberster Stelle, und mittlerweile lässt sich kaum noch sagen, wo der Bordstein endet und die Straße beginnt. Ryans Wagen bekommt langsam Ähnlichkeit mit einem Iglu.

Avery checkt immer noch nicht, dass Ryan früher losfahren müsste als geplant. Oder dazu jetzt schon keine Chance mehr hat.

»Eine halbe Stunde«, flüstert Ryan Avery ins Ohr. »Was machen wir mit einer halben Stunde?«

Die Antwort?

Seine Hände auf Averys Hüften.

Die Antwort?

Küsse. In Variationen. In Wiederholungen. Einander durch Küsse kennenlernen.

Die Antwort?

Klamotten bleiben an, weil Eltern im Flur herumlaufen, und weil es nicht darum geht, noch nicht. Aber bloß weil die Klamotten an bleiben, spürt man durch den Stoff hindurch doch Körper, spürt die Haut den Druck, die Berührung.

Die Antwort?

Es ist ziemlich egal, was genau sie tun.

Erschienen bei Fischer Sauerländer

Die amerikanische Originalausgabe erschien 2023 unter dem Titel
Ryan and Avery bei Alfred A. Knopf, an imprint of Random House
Children's Books, a division of Penguin Random House LLC,
New York, USA

Hedderichstraße 114, 60596 Frankfurt am Main
Aus dem Amerikanischen von Felix Mayer und Martina Tichy
ISBN 978-3-7373-4379-4